Shagun Chhikara
Ashish Amit Sinha
Geetika Dixit

ORTODONTIA INTERCEPTIVA

Shagun Chhikara
Ashish Amit Sinha
Geetika Dixit

ORTODONTIA INTERCEPTIVA

ORTODONTIA INTERCEPTIVA: INTERVENÇÃO PRECOCE PARA UM ALINHAMENTO DENTÁRIO ÓPTIMO

ScienciaScripts

Imprint

Cover image: www.ingimage.com

This book is a translation from the original published under ISBN 978-620-8-42167-0.

Publisher:
Sciencia Scripts
is a trademark of
Dodo Books Indian Ocean Ltd. and OmniScriptum S.R.L publishing group

120 High Road, East Finchley, London, N2 9ED, United Kingdom
Str. Armeneasca 28/1, office 1, Chisinau MD-2012, Republic of Moldova, Europe
Managing Directors: Ieva Konstantinova, Victoria Ursu
info@omniscriptum.com

Printed at: see last page
ISBN: 978-620-8-61614-4

ÍNDICE

INTRODUÇÃO

Uma má oclusão refere-se ao desalinhamento ou relação incorrecta dos dentes das arcadas dentárias superior e inferior quando se aproximam um do outro.[1] É uma preocupação significativa que exige atenção. Reconhecer o desenvolvimento de más oclusões precocemente e compreender o potencial de procedimentos de tratamento ortodôntico sem complicações pode ter um impacto profundo na minimização ou mesmo na eliminação da necessidade de tratamentos futuros dispendiosos.[1]A intervenção ortodôntica precoce pode ser amplamente classificada como Ortodontia Preventiva e Ortodontia Interceptiva, cada uma com o seu próprio objetivo e importância.A ortodontia preventiva é a ação tomada para preservar a integridade do que parece ser normal num determinado momento. Esta abordagem centra-se na adoção de medidas para manter a saúde oral e prevenir o aparecimento de potenciais problemas. A ortodontia interceptiva desempenha um papel crucial no reconhecimento e eliminação de potenciais irregularidades e malposições do complexo dento-facial em desenvolvimento[2].Ao concentrar os seus esforços na melhoria das condições ambientais, a ortodontia interceptiva tem como objetivo facilitar o desenvolvimento normal da dentição no futuro. As medidas envolvidas nesta abordagem podem incluir o controlo de cáries, restaurações dentárias anatómicas, manutenção de espaços, correção de hábitos orais transitórios, tratamento de anomalias genéticas e congénitas, bem como a supervisão da esfoliação dos dentes decíduos. Em alguns casos, certos procedimentos podem sobrepor-se entre a ortodontia preventiva e a interceptiva, o que torna difícil a separação entre ambas. No entanto, a distinção fundamental reside no facto de a interceção reconhecer a existência de uma má oclusão ou malformação, enquanto a prevenção se centra em evitar a sua ocorrência.[3]Embora as más oclusões em si não constituam uma ameaça à vida, representam um importante problema de saúde pública devido à sua prevalência. Assim, a maioria das más oclusões pode ser prevenida ou interceptada, o que realça ainda mais a importância do reconhecimento e intervenção precoces.[1]Para enfrentar eficazmente a elevada prevalência das anomalias dentognáticas, é fundamental dar prioridade à prevenção qualificada. O principal objetivo das medidas preventivas é eliminar atempadamente as causas e condições que originam estas anomalias. Os conhecimentos teóricos e práticos no campo da prevenção das anomalias dentárias são indispensáveis para ortodontistas, odontopediatras e clínicos gerais.[3]Esta dissertação tem como objetivo realçar os vários procedimentos interceptivos intensivos utilizados para corrigir as más oclusões em desenvolvimento e para alcançar uma melhor saúde oral e promover um desenvolvimento dentário harmonioso para indivíduos de todas as idades.

REVISÃO DA LITERATURA

Wagner M et al (2000)[4] analisaram o resultado do tratamento e a duração de duas abordagens de tratamento diferentes em dois grupos de casos de extração comparáveis e concluíram que, apesar de um período consideravelmente mais curto com aparelhos fixos, foi registada uma redução comparativamente maior na pontuação PAR no grupo de extração em série.

Richardson A et al (2000)[5] testaram a aplicabilidade e a eficácia da ortodontia interceptiva num ensaio de campo comunitário e concluíram que uma em cada três crianças examinadas na inspeção dentária comunitária aos 9 e 11 anos de idade beneficiaria da ortodontia interceptiva.

Sari S et al (2001)[40] realizaram um estudo para avaliar o método passivo para corrigir a mordida cruzada anterior de apenas um incisivo através da construção de um plano inclinado de compósito e concluíram que o plano inclinado de compósito é uma técnica viável para corrigir a mordida cruzada anterior de apenas um dente incisivo.

Bošnjak A et al (2002)[42] efectuaram um estudo com 1025 crianças para descobrir a frequência dos hábitos orais em crianças entre os 6 e os 11 anos de idade com dentição mista. Concluiu-se que os hábitos orais, incluindo roer unhas e objectos, sucção não-nutritiva, simples impulso da língua e morder os lábios ou as bochechas, estavam presentes em cerca de 33,37% da população examinada.

Karaiskos N et al (2005)[1] realizaram um estudo para o reconhecimento precoce de más oclusões em desenvolvimento e o potencial para procedimentos de tratamento ortodôntico sem complicações e concluíram que a maioria das más oclusões em desenvolvimento identificadas neste estudo seriam passíveis de ortodontia interceptiva, consistindo na manutenção do espaço, correção da mordida cruzada e expansão da arcada.

Peiro A C et al (2006)[9] realizaram um estudo sobre a Ortodontia Interceptativa, a necessidade de diagnóstico e tratamento precoce das mordidas cruzadas posteriores. que é muito importante corrigir as mordidas cruzadas em idade precoce, durante a primeira fase da dentição mista, quando os expansores rápidos da maxila podem ser utilizados para abrir a sutura palatina mediana e corrigir problemas esqueléticos transversais.

King G J et al (2010)[43] avaliaram a eficácia do tratamento ortodôntico intercetivo comparando pacientes que receberam tratamento ortodôntico intercetivo com indivíduos de controlo não tratados e concluíram que o tratamento ortodôntico intercetivo é eficaz para melhorar a má oclusão, mas não produz resultados de qualidade final.

Abdelnaby Y L et al (2010)[11] avaliaram os efeitos dentários e esqueléticos da mentoneira utilizando duas magnitudes de força diferentes no tratamento de casos de má oclusão de Classe III e concluíram que a utilização de uma mentoneira melhorou a relação da base maxilomandibular em pacientes em crescimento com má oclusão de Classe III, mas com pouco efeito esquelético.

O'Shaughnessy K W et al (2011)[12] investigaram a eficiência do tratamento ortodôntico em pacientes com extração em série e extração tardia de pré-molares e concluíram que os pacientes com extração em série e extração tardia de pré-molares resultados oclusais clinicamente semelhantes no final do tratamento com aparelho fixo, medidos pelo índice PAR.

Borrie F et al (2011)[13] realizaram um estudo para identificar o tratamento adequado para a correção da mordida cruzada anterior e concluíram que mais de 12 métodos para a correção de mordidas cruzadas anteriores foram relatados na literatura e o melhor nível de evidência atualmente disponível é o de estudos de coorte retrospectivos, que defendem o uso de aparelhos fixos.

Ge Y et al (2011)[41] realizaram um estudo para investigar o resultado do tratamento intercetivo precoce de mordidas cruzadas anteriores primárias com blocos oclusais posteriores de resina acrílica em combinação com um aparelho 2 × 4, e para examinar as diferenças na morfologia craniofacial entre os grupos estável e recidivante. Concluiu-se que a elevação da mordida posterior e a terapia com aparelhos 2 × 4 é um tratamento intercetivo eficaz de mordidas cruzadas anteriores primárias, que se prevê que persistam durante a dentição de transição usando o indicador decíduo (DI). Além disso, em comparação com o grupo estável, o grupo com recidiva mostrou uma morfologia craniofacial de Classe III mais grave em T0 e teve um padrão de crescimento mais desfavorável durante T1-T2.

Santos R R et al (2012)[15] realizaram um estudo para verificar a prevalência de má oclusão e a influência de hábitos bucais nocivos à dentição decídua em crianças de 5 e 6 anos de idade matriculadas em escolas públicas brasileiras de ensino fundamental durante o ano de 2010. Concluiu-se que houve uma alta prevalência de má oclusão associada a hábitos bucais nocivos à dentição decídua.

Petrén S et al (2013)[17] realizaram um estudo para determinar os custos da correção de mordidas cruzadas posteriores com Quad Helix (QH) ou placas de expansão (EPs) e para relacionar os custos com os efeitos e descobriram que, para a correção de mordidas cruzadas posteriores, Quad Helix oferece benefícios económicos significativos em relação ao tratamento com EP.

Agostino P et al (2014)[19] realizaram um estudo para avaliar os efeitos do tratamento ortodôntico para mordidas cruzadas posteriores e concluíram que o aparelho quad-helix (fixo) pode ser mais bem sucedido do que as placas de expansão removíveis na correção de mordidas cruzadas posteriores.

Shah A F et al (2014)[(20) teve] como objetivo rever os diferentes hábitos orais e a sua gestão como um guia para pais e dentistas e concluiu que não existe um regime especial recomendado, mas foi relatada a eficácia de uma maior sensibilização do doente, aparelhos intra-orais, tratamento comportamental e medicamentos como o diazepam e o clonazepam.

Wiedal A P et al (2016)[22] avaliaram e compararam os custos da correção da mordida cruzada anterior com desvio funcional, utilizando aparelhos fixos ou removíveis (FA ou RA) e relacionaram os custos com os efeitos, utilizando a análise de custo-minimização e concluíram que existem benefícios económicos significativos para os aparelhos fixos em relação aos aparelhos removíveis.

Sasigornwong U et al (2016)[23] realizaram um estudo para determinar a prevalência de hábitos orais anormais e a sua relação com a má oclusão entre os pacientes dentários da parte inferior norte da Tailândia e concluíram que 77% de todos os pacientes apresentavam pelo menos um hábito oral anormal, sendo a deglutição com impulso de língua o mais comum, ou seja, 62.3%, seguido de chupar/morder os lábios (25,5%), respirar pela boca (16,9%), roer as unhas (15,0%), chupar os dedos (10,3%), morder outros objectos (6,5%), chupar outros objectos (3,5%) e chupar chupeta (2,5%).

Almasoud N N et al (2017)[25] realizaram um estudo para determinar se a gestão bem sucedida de caninos permanentes deslocados palatalmente (PDCs) pode ser alcançada através da extração interceptiva de caninos superiores primários e concluíram que a erupção de caninos permanentes deslocados palatalmente pode ser facilitada pela extração de caninos primários.

Elangovan B et al (2019)[29] avaliaram se o tratamento intercetivo realizado no período da dentição mista melhora a posição dos caninos deslocados palatalmente (PDC) e concluíram que o tratamento intercetivo melhora a posição dos PDC e reduz as hipóteses de impactação.

Khayat N et al (2021)[32] avaliaram a prevalência de desordens temporomandibulares (DTMs) e mordida cruzada posterior e/ou mordida profunda e qualquer possível associação entre elas e concluíram que a mordida cruzada posterior na população adolescente analisada pode estar relacionada com DTMs, ao contrário da mordida profunda.

Wang Z et al (2021)[38] realizaram um estudo para analisar a influência de factores como os maus hábitos orais nas cáries em adolescentes. Concluiu-se que a má oclusão e quatro maus hábitos orais de morder, protrusão mandibular, mastigação lateral e respiração bucal eram factores de risco independentes de cárie em adolescentes.

Zhao Z et al (2021)[39] avaliaram o efeito da respiração bucal no desenvolvimento do esqueleto facial e na má oclusão em crianças e concluíram que a mandíbula e a maxila rodavam para trás e para baixo, e o plano oclusal era íngreme. Além disso, a respiração bucal apresentava uma tendência de inclinação labial dos dentes anteriores superiores. A estenose das vias aéreas era comum em crianças respiradoras bucais.

Khalaf K et al (2022)[(34) tiveram] como objetivo abordar a eficácia clínica dos mantenedores e recuperadores de espaço na prevenção e correção da diminuição da arcada dentária na dentição mista e concluíram que existem muito poucas evidências que sugiram que os mantenedores e recuperadores de espaço são eficazes na preservação do comprimento da arcada e na prevenção do apinhamento ligeiro a moderado em crianças durante a fase de dentição mista, à custa da proclinação dos incisivos inferiores.

Enteghad S et al (2022)[35] realizaram um estudo para comparar as alterações da arcada dentária inferior utilizando dois tipos de recuperadores de espaço, incluindo um aparelho removível com parafuso distalizador e um aparelho fixo de dupla banda e concluíram que tanto o aparelho removível com parafuso distalizador quanto o DBSR foram capazes de recuperar perdas de espaço unilaterais leves a moderadas, obtendo um aumento no ângulo molar, IMPA e extrusão molar. No entanto, o tempo de tratamento com o DBSR foi mais curto e com menos inclinação dos incisivos como efeito secundário.

Sinniah SD et al (2023)[36] tiveram como objetivo desenvolver e validar um novo índice de classificação e referenciação ortodôntica a ser utilizado pelos médicos dentistas para dar prioridade à referenciação ortodôntica da má oclusão em desenvolvimento nas crianças com base na sua gravidade. O Índice de Encaminhamento para Ortodontia Interceptativa foi desenvolvido e validado para os frentistas odontológicos identifiquem e priorizem a má oclusão em desenvolvimento em crianças com base em sua gravidade e encaminhem para consulta ortodôntica para aumentar a possibilidade de ortodontia interceptativa.

DISCUSSÃO

CORRECÇÃO DE MORDIDAS CRUZADAS EM DESENVOLVIMENTO

A mordida cruzada é uma discrepância na relação vestibulolingual dos dentes superiores e inferiores. Pode ser identificada clinicamente, quando os dentes inferiores estão em posição vestibular ou labial em relação aos dentes superiores, de forma unilateral, bilateral, anterior e/ou posterior. Os tratamentos para mordida aberta e mordida cruzada são determinados pela sua etiologia e diagnóstico. Os grandes desequilíbrios esqueléticos devem ser corrigidos cirurgicamente, mas as desarmonias dentárias e alveolares podem ser corrigidas pela movimentação dentoalveolar.[18]

ETIOLOGIA:

1) A persistência de um dente decíduo resulta frequentemente na deflexão palatina do seu sucessor em erupção, causando mordida cruzada anterior de um único dente.
2) O apinhamento e a deslocação anormal de um ou mais dentes em resultado de discrepâncias entre o comprimento da arcada e o material dentário podem causar mordidas cruzadas dentárias.
3) A presença de hábitos como a sucção do polegar e a respiração bucal pode causar uma posição mais baixa da língua. Assim, a língua deixa de equilibrar as forças exercidas sobre dentes pelo grupo de musculatura vestibular. Essa desarmonia entre as forças musculares externas e internas pode resultar no estreitamento da arcada superior, levando à mordida cruzada posterior.
4) O desenvolvimento retardado do maxilar na direção sagital e transversal pode causar mordidas cruzadas na região anterior ou posterior.
5) Arco superior estreito resultante da diminuição da estimulação do crescimento na sutura palatina média.
6) Colapso da arcada maxilar, como se observa em defeitos congénitos, tais como fendas do palato.
7) As discrepâncias sagitais dos maxilares, tais como uma mandíbula posicionada para a frente, resultam na oclusão da parte mais larga da arcada mandibular com uma parte mais estreita da arcada maxilar.
8) O crescimento unilateral hipo ou hiperplásico de qualquer um dos maxilares pode causar mordida cruzada.

CLASSIFICAÇÃO:

A mordida cruzada pode ser classificada com base na localização como

a) Mordida cruzada anterior - Dente único e segmentar

b) Mordente cruzado posterior - Unilateral e Bilateral

Com base na natureza da mordida cruzada as-

a) Mordida cruzada esquelética

b) Mordida cruzada dentária

c) Mordida cruzada funcional.

MORDIDA CRUZADA ANTERIOR

É uma condição caracterizada por sobressaliência inversa, em que um ou mais dentes maxilares estão em relação lingual com os dentes mandibulares.

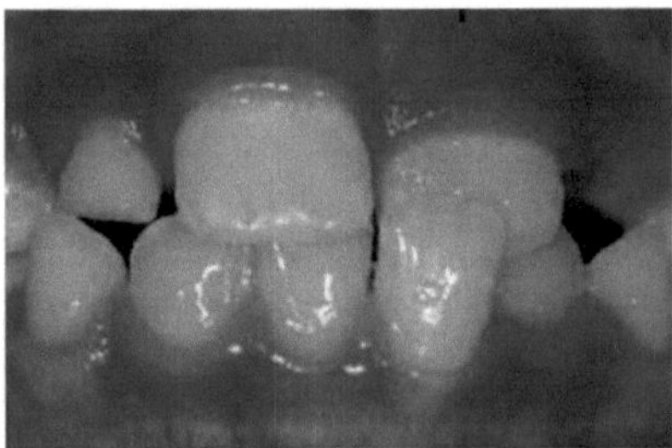

Fig.1: Mordida cruzada do dente anterior

A mordida cruzada anterior pode ser classificada em termos gerais como:

a. Mordida cruzada **anterior dentoalveolar:** a mordida cruzada anterior em que um ou mais dentes anteriores maxilares estão em relação lingual com os anteriores mandibulares é denominada mordida cruzada dentoalveolar.

Este tipo de mordida cruzada anterior manifesta-se frequentemente como mordida cruzada de um só dente e ocorre normalmente devido a dentes decíduos demasiado retidos que desviam os dentes permanentes em erupção para a posição palatina. Estas mordidas cruzadas dentoalveolares podem ser tratadas eficazmente com lâminas de língua, aparelho de Catalão e molas de cantilever duplo com placa de mordida posterior.

LÂMINA DA LÍNGUA

Trata-se de um bastão de madeira achatado, semelhante a um palito de gelado. É colocado no interior da boca, contraindo a face palatina do dente em mordida cruzada. A lâmina é colocada sobre o dente mandibular em mordida cruzada que actua como fulcro e pede-se ao paciente que rode a parte oral da lâmina para cima e para a frente.

Esta ação é mantida durante 1-2 horas durante cerca de 2 semanas.

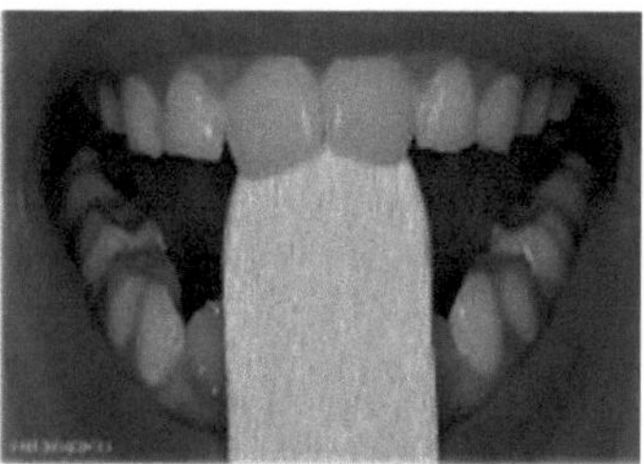

Fig.2: Lâmina da língua

APARELHO CATALÃO

Também é conhecido como plano inclinado anterior inferior. Os planos inclinados construídos nos dentes anteriores inferiores podem ser utilizados para tratar os dentes anteriores maxilares com mordida cruzada.

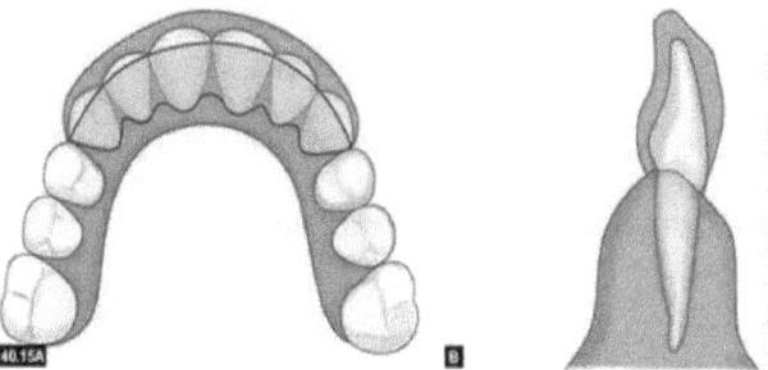

Fig.3: Aparelho de Catalão

O plano inclinado pode ser feito de acrílico ou metal fundido e é concebido para ter uma angulação de 45°, o que força os dentes anteriores maxilares em mordida cruzada para uma posição mais vestibular.

MOLAS DUPLAS EM CONSOLA COM PLACA DE MORDIDA POSTERIOR

No caso de uma sobremordida profunda, a mola deve ser aplicada juntamente com um plano de mordida posterior para ajudar a saltar a mordida. O uso da mola Z é indicado apenas quando há espaço adequado para a labialização dos dentes em mordida cruzada.

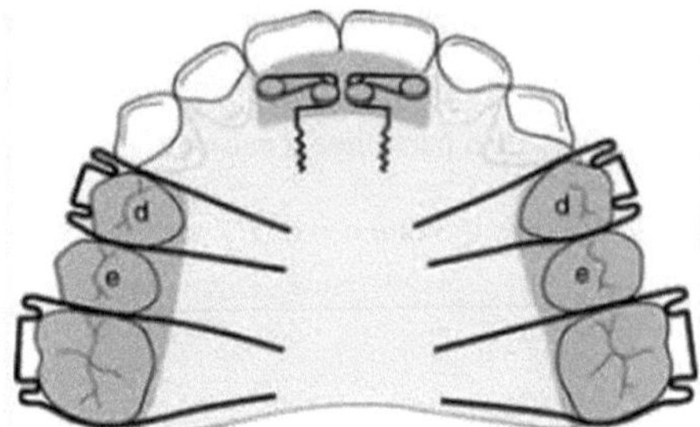

Fig.4: Mola dupla em consola (mola Z)

b. Mordida cruzada anterior funcional: Algumas mordidas cruzadas anteriores são referidas como mordidas cruzadas funcionais. Este tipo de mordida cruzada é a chamada pseudo má oclusão de Classe III, em que a mandíbula é obrigada a fechar-se numa posição anterior à sua verdadeira relação cêntrica. As mordidas cruzadas funcionais ocorrem como resultado de prematuridades oclusais que causam uma deflexão da mandíbula para uma posição anterior durante o fechamento.

Estes são tratados através da eliminação das prematuridades oclusais

c. Mordidas cruzadas anteriores esqueléticas: resultam normalmente de discrepâncias esqueléticas no crescimento da maxila ou da mandíbula. As mordidas cruzadas anteriores podem ser o resultado de retrognatismo ou hipoplasia do esqueleto maxilar ou prognatismo mandibular.

A melhor forma de as tratar durante o crescimento é através de procedimentos de modificação do crescimento com recurso a aparelhos miofuncionais ou ortopédicos.[2]

A mordida aberta anterior é uma das más oclusões mais difíceis de tratar, e a dificuldade aumenta consideravelmente quando está associada a uma mordida cruzada posterior. A mordida aberta anterior pode ser causada por desarmonia vertical esquelética, desequilíbrio muscular, hábitos ou deficiência de crescimento alveolar local.[18] Para os casos de mordida cruzada anterior com desvio funcional, recomenda-se o tratamento precoce, a fim de evitar efeitos adversos a longo prazo sobre o crescimento e desenvolvimento dos dentes e maxilares, tais como perturbação da atividade dos músculos temporal e masseter em crianças e aumento do risco de distúrbios craniomandibulares em adolescentes. A mordida cruzada anterior com desvio funcional pode ser corrigida por meio de terapia com aparelho removível (AR) ou aparelho fixo (AF).[22]

Aparelhos fixos para o tratamento da mordida cruzada anterior

São preferidos porque oferecem um excelente controlo do movimento dentário. O maior problema no tratamento das mordidas cruzadas anteriores são os anterios inferiores que impedem o movimento para a frente dos anterios superiores. A mordida é temporariamente aberta, permitindo que os dentes anteriores superiores se movam livremente para a frente. Isto é feito através da utilização de um plano de mordida posterior inferior que abre a mordida o suficiente para saltar a mordida.

MORDIDA CRUZADA POSTERIOR

As mordidas cruzadas posteriores podem ter uma variedade de causas, incluindo desequilíbrio esquelético transversal entre os maxilares superior e inferior, e alterações na posição dos dentes no sentido vestibulopalatino ou lingual.[18] Com uma prevalência de 8,5-17%, a mordida cruzada posterior é uma das más oclusões mais comuns nas dentições decídua e mista.[17]

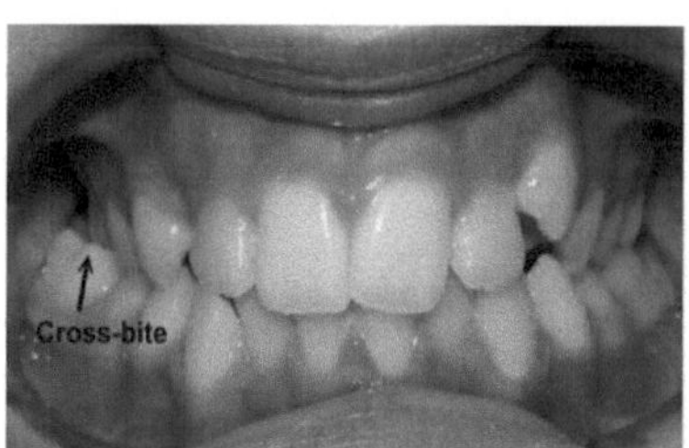

Fig.5: Mordida cruzada posterior

TRATAMENTO DA MORDIDA CRUZADA POSTERIOR ELÁSTICOS PARA MORDIDA CRUZADA

Elásticos esticados entre a superfície vestibular da mandíbula e a superfície palatina da maxila podem ser usados para tratar mordidas cruzadas de um único dente envolvendo os molares.

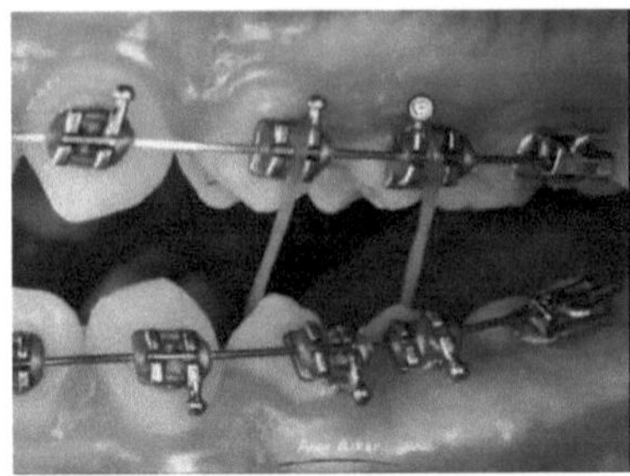

Fig.6: Elásticos para mordidas cruzadas

Estes elásticos estendem-se através da oclusão e são recomendados se houver espaço suficiente para os dentes se moverem para dentro da arcada dentária. Estes elásticos devem ser usados dia e noite. Uma vez que os elásticos podem provocar a extrusão dos dentes, o tratamento não deve prolongar-se para além de seis semanas.

MOLA DE CAFETEIRA

É um aparelho removível que consiste num fio em forma de ómega de 1,25 mm de diâmetro colocado na região palatina média.

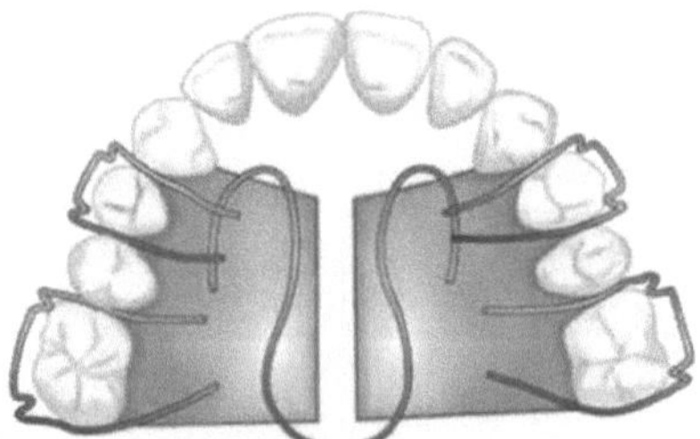

Fig.7: Mola de caixão

As extremidades livres do ómega são encaixadas numa placa de acrílico que cobre as inclinações do palato. A mola provoca a expansão dento-alveolar. No entanto, quando utilizado em pacientes jovens, pode causar alterações esqueléticas.

QUAD HELIX

É uma mola constituída por quatro hélices. É capaz de efetuar a expansão dento-alveolar da região molar e pré-molar. Pode provocar a expansão do esqueleto quando utilizada em pacientes mais jovens.

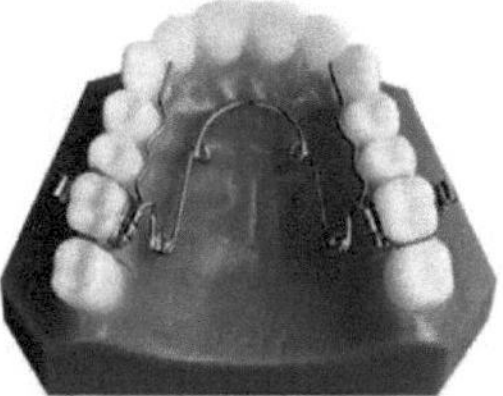

Fig.8: Hélice quádrupla

O arco W e o quad helix são aparelhos fixos, enquanto o arco Porter é um aparelho fixo e removível. Todos estes 3 aparelhos podem ser activados sem serem removidos da cavidade oral.[7]

EXPANSÃO RÁPIDA DA MAXILA

A obstrução nasal, o palato profundo e a maxila estreita são caraterísticas da mordida cruzada esquelética bilateral que podem ser tratadas pela expansão rápida da maxila. A sutura palatina mediana é dividida neste tipo de expansão.

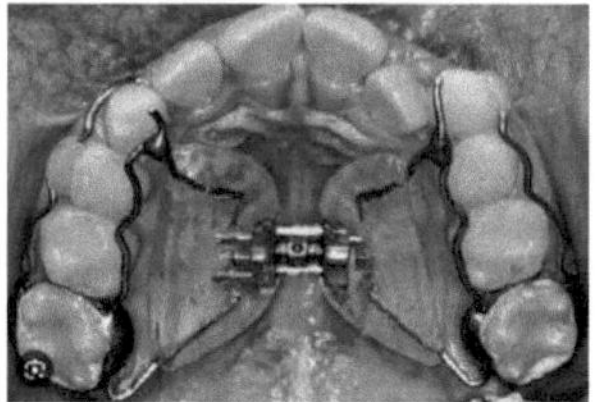

Fig.9: Expansão rápida da maxila

PLACAS AMOVÍVEIS

A mordida cruzada posterior bilateral pode ser tratada com aparelhos removíveis que incorporam um parafuso de fixação na linha média.

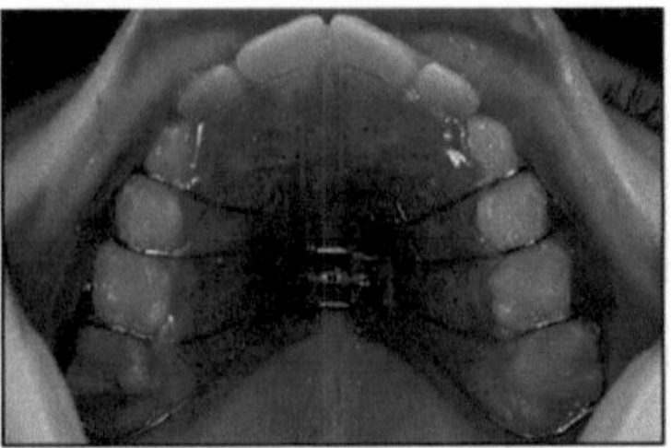

Fig.10: Aparelho amovível com parafuso de fixação

O aparelho é composto por uma placa de acrílico dividida, um parafuso de fixação e grampos de Adão nos dentes posteriores para reter a placa. O arco labial também pode ser incorporado ao aparelho para fechamento e retração de espaços menores.

APARELHOS FIXOS

A mordida cruzada posterior pode ser obtida com a incorporação de quad helix ou outros expansores em conjunto com a terapia com aparelhos fixos. A expansão também pode ser obtida através de arcos expandidos e pelo uso de elásticos para mordida cruzada que passam através da mordida.[2]

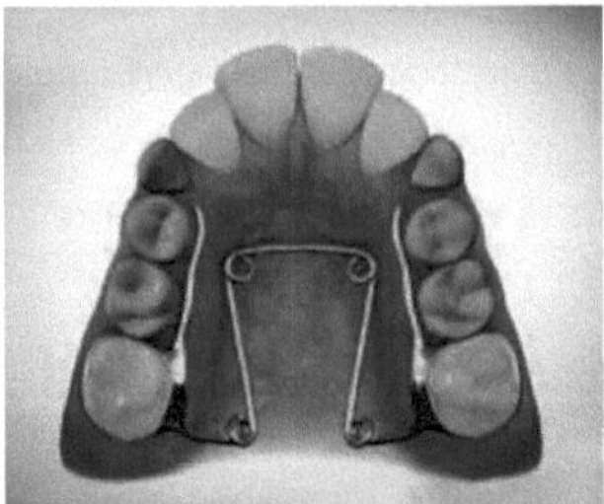

Fig.11: Expansor de hélice quádrupla

CONTROLO DOS HÁBITOS ORAIS ANORMAIS

Os hábitos orais das crianças têm uma relação direta com o desenvolvimento da oclusão. Frequentemente, as crianças adquirem certos hábitos que podem ser prejudiciais à oclusão dentária e às estruturas de suporte dos dentes, quer temporária quer permanentemente. Um hábito pode ser definido como a tendência para um ato que se tornou um desempenho repetido, relativamente fixo, consistente e fácil de executar por um indivíduo[2].

Dorland (1963): Prática fixa ou constante estabelecida pela repetição frequente.

Maslow (1949): Um hábito é uma reação formada que é resistente à mudança, seja ela útil ou prejudicial, dependendo do grau em que interfere com as funções físicas, emocionais e sociais da criança

Moyers: Os hábitos são padrões aprendidos de contração muscular, que são complexos por natureza.[3]

Comportamentos repetitivos incomuns na cavidade oral são um dos muitos fatores que podem produzir má oclusão, que está ligada a hábitos orais anormais que também podem afetar o crescimento adequado das estruturas oro-faciais. Por exemplo, a sucção dos dígitos, que provoca um aumento da sobressaliência e da mordida aberta anterior devido ao facto de forçar os incisivos maxilares a inclinarem-se para labial e os incisivos mandibulares a inclinarem-se para lingual[23].

Existe uma elevada prevalência de má oclusão associada a hábitos orais nocivos na dentição decídua[15], que incluem bruxismo, roer unhas e mastigar os lábios, cerrar os dentes e chuchar no dedo. Uma vez que a boca é considerada uma das áreas primárias para a expressão de sentimentos, é também uma das áreas mais importantes para a pacificação de sentimentos e stress, tanto em crianças como em adultos. Pode-se considerar a estimulação desta região pelos dedos, língua ou unhas como um ato de pacificação.[8]

CLASSIFICAÇÃO DOS HÁBITOS

Ao longo do tempo, vários autores classificaram os hábitos de formas diferentes:

1) William James (1923)

• **Hábitos úteis:** Incluir hábitos de funcionamento normal.

Por exemplo, a postura correta da língua, a respiração e a deglutição.

• **Hábitos nocivos:** Inclui todos os hábitos que exercem pressões/estresses contra os dentes e as arcadas dentárias.

Por exemplo, respiração bucal, mordedura e sucção dos lábios.

2) Kingsley (1956)

a. **Hábito oral funcional,** exemplo, respiração bucal.

b. **Hábitos musculares, por** exemplo, empurrar a língua, morder as bochechas/lábios.

c. **Hábitos musculares combinados, por** exemplo, sucção do polegar e do dedo.

d. **Hábitos posturais,** exemplo, queixo caído, rosto apoiado na mão e almofadas anormais.

3) Earnest Klein (1971)

• **Hábitos intencionais/com significado:** Os hábitos intencionais significativos são causados por uma perturbação psicológica subjacente definida.

• **Hábitos não intencionais/vazios**: Um hábito sem sentido não precisa de apoio. Podem ser facilmente tratados com aparelhos de recordação.

4) Finn e Sim (1975)

a) **Hábitos orais compulsivos:** Um hábito oral é compulsivo quando se torna tão enraizado numa criança que ela recorre a ele sempre que algo no seu ambiente ameaça o seu sentido de segurança. Expressam necessidades emocionais profundamente enraizadas e as tentativas de as corrigir podem fazer com que se sintam mais ansiosas. Quando a tensão emocional se torna insuportável, o ato funciona como uma válvula de segurança ou um amortecedor contra a sociedade.

➢ **As várias etiologias frequentemente implicadas são:**

• Padrões de alimentação apressados

• Alimentação insuficiente de cada vez

• Esforço excessivo durante a alimentação

• Alimentação a biberão

• Insegurança devido à falta de afeto e de cuidados da mãe.

b) **Hábitos não-compulsivos:** Os hábitos não-compulsivos são os hábitos mais simples e mais fáceis de estabelecer ou remover do padrão de comportamento de uma criança à medida que ela amadurece. Reeducar a criança para estabelecer um padrão de comportamento compatível com o seu nível de maturidade mais elevado não resulta em qualquer resposta anormal; em vez disso, leva à libertação de hábitos indesejados e à inclusão de novos hábitos que são aceites na sociedade.

5) Morris e Bohanna (1969)

a) **Hábitos de pressão:** Estes incluem hábitos de sucção, tais como chuchar no dedo, chuchar nos lábios, chuchar nos dedos e também empurrar a língua.

b) **Hábitos sem pressão:** Os hábitos que não aplicam uma força direta sobre os dentes ou as suas estruturas de suporte são designados por hábitos sem pressão. Inclui o hábito de respirar pela boca.

c) **Hábito de morder:** Estes incluem hábitos como roer as unhas, morder lápis e morder os lábios.[2,3]

SUCÇÃO DO POLEGAR E DOS DEDOS

A sucção do polegar é definida como a colocação do polegar em profundidades variáveis na boca.[44] O hábito oral mais comum é a sucção do polegar, que se diz ter uma prevalência de 13 a 100% em diferentes países. À medida que se envelhece, esta tendência torna-se menos comum, e normalmente termina quando a criança tem quatro anos de idade.[16]

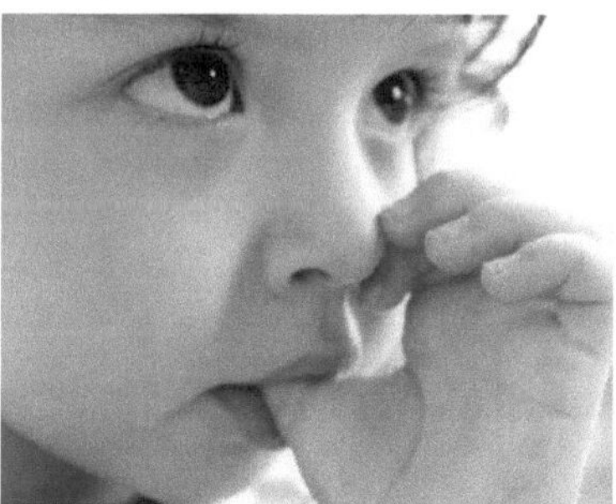

Fig.12: Hábito de chuchar no dedo

CARACTERÍSTICAS CLÍNICAS

1. Mordida cruzada posterior.
2. Paladar profundo.
3. Inclinação lingual do incisivo inferior e inclinação labial do incisivo superior.
4. Mordida aberta anterior
5. Impulso compensatório da língua.
6. Aumento do overjet.

7. Defeito na fala.
8. Defeitos nos dedos (eczema resultante de períodos alternados de humidade e secura, bem como angulações no dedo). Além disso, o grau de gravidade das alterações é afetado pela posição do dedo na boca, pela relação entre as arcadas dentárias e pela saúde da criança.[16]

DIAGNÓSTICO

História

Uma vez determinado o historial positivo do hábito, é determinada a questão da frequência, intensidade e duração do hábito. Os remédios que foram experimentados em casa, os padrões de alimentação, os cuidados parentais da criança também são averiguados.

Estado emocional

É essencial determinar se o hábito é significativo ou vazio. Para tal, é necessário ter em conta a segurança emocional e o bem-estar familiar da criança.

Exame extra-oral

Os dedos que estão envolvidos no hábito aparecem avermelhados, excecionalmente claros, gretados e com uma unha curta, ou seja, um polegar limpo.

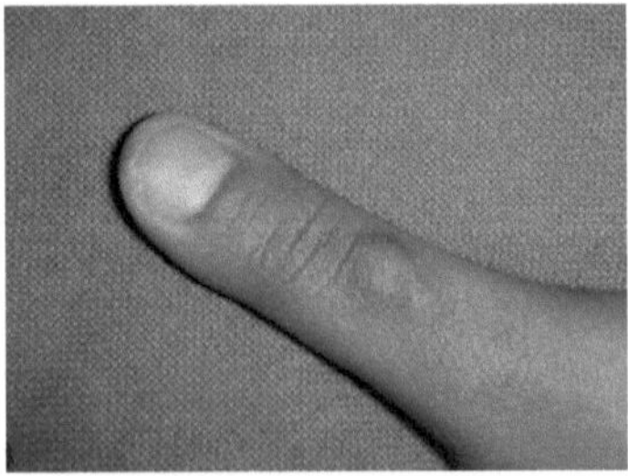

Fig.13: Lesões queratóticas da pele

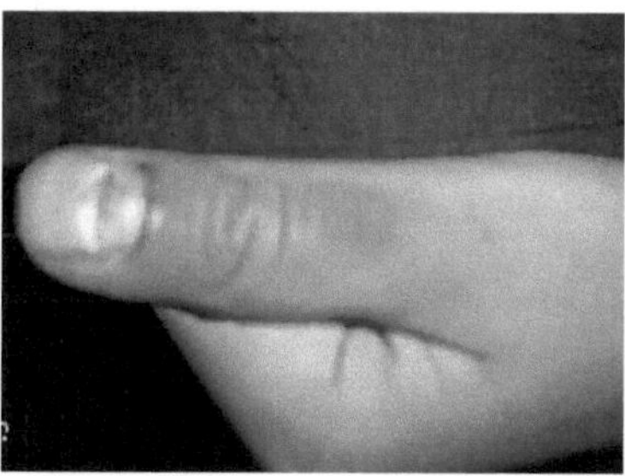

Fig.14: Formação de calos nas unhas

Lábios

A posição dos lábios em repouso ou durante a deglutição deve ser observada. Um lábio superior curto e hipotónico caracteriza frequentemente os chupadores de dedo crónicos. O lábio inferior é hiperativo, o que leva a uma maior inclinação dos dentes anteriores superiores.

Perfil: Perfil geralmente convexo

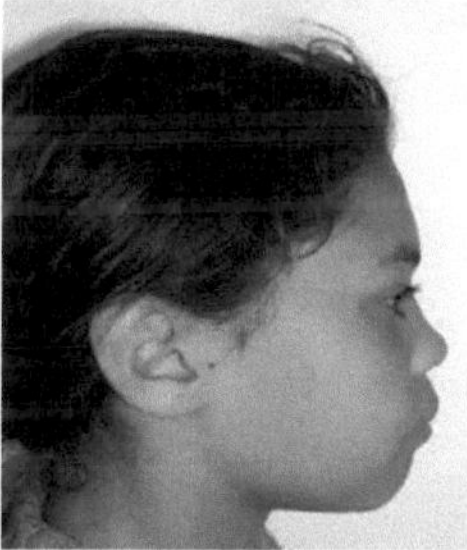

Fig.15: Perfil convexo do doente

Outras caraterísticas: As crianças que chupam ativamente o dedo têm também uma maior incidência de infecções do ouvido médio e apresentam frequentemente amígdalas aumentadas, acompanhadas de respiração bucal.

Exame intra-oral

O tipo de má oclusão produzida pela sucção do dígito depende de um número de variáveis como a posição do dígito, contracções musculares orofaciais associadas, posição mandibular durante a sucção, padrão esquelético facial, intensidade, frequência e duração do hábito.[44]

TRATAMENTO

Na altura da erupção dos dentes anteriores permanentes e se a criança estiver motivada para deixar o hábito de sucção, deve ser iniciado o seguinte tratamento:

(1) Entrevista direta com a criança se esta tiver maturidade suficiente para compreender.

(2) **Encorajamento:** Isto pode dar à criança mais orgulho e auto-confiança.

(3) **Sistema de recompensas**[20]

(4) **Abordagem química:** A aplicação de uma substância com cheiro desagradável ou amargo no polegar que é chupado pode tornar o hábito desagradável. Asafoetida, quinino e pimenta dissolvida num meio volátil são alguns dos medicamentos que podem ser utilizados.[2]

Atualmente, estão também a ser comercializadas novas soluções anti-polegar como o femite, o polegar para cima e o anti-polegar, mas têm um sucesso moderado.

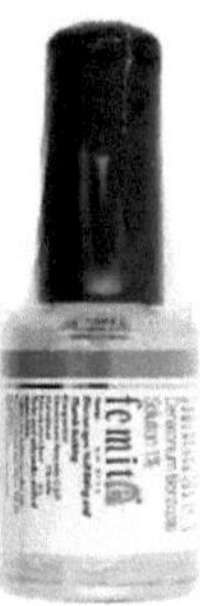

Fig.16: Femite (solução anti-sucção do polegar)

(5) **Terapia mecânica ou terapia de recordação:**

a) Abordagem extra-oral: Restrições mecânicas aplicadas à mão e aos dedos, como talas, fitas adesivas. A proteção do polegar é o aparelho extra-oral mais eficaz para o controlo do hábito.

b) Abordagem intra-oral: A altura ideal para a colocação do aparelho é entre os 3 e os 4,5 anos de idade, de preferência durante a primavera ou o verão, quando a saúde da criança está no seu auge e os desejos de sucção podem ser sublimados em brincadeiras ao ar livre e actividades sociais.[44]

A utilização de um aparelho ortodôntico, fixo ou amovível, no final do tratamento pode servir de lembrete e diminuir a vontade de chuchar no dedo.

O inibidor mais eficiente é um aparelho intra-oral fixo para pacientes relutantes ou com hábitos de longa data. O aparelho deve ser deixado no local por mais três a seis meses após o período ativo de tratamento, a fim de reduzir o risco de recaída.[20]

• **amovíveis:** Berço palatino, ecrã oral, ancinhos de feno.

• **Quebra de hábitos fixos:** Hélice quádrupla, aparelho de erva azul, aparelho de erva azul modificado.

➢ **Presépio palatino:** Quebra a força de sucção do dígito no segmento anterior, lembra o paciente do seu hábito e torna-o desagradável.

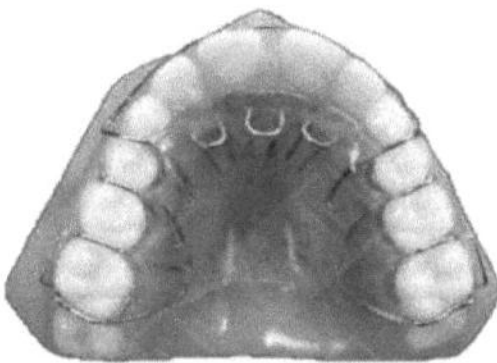

Fig.17: Aparelho removível para quebrar o hábito

➢ **Ecrã oral:** É o aparelho funcional introduzido por Newell em 1912.

Produz o seu efeito redireccionando a pressão da cortina muscular e dos tecidos moles da bochecha e dos lábios. Evita que a criança coloque o polegar na cavidade oral durante as horas de sono [44,48].

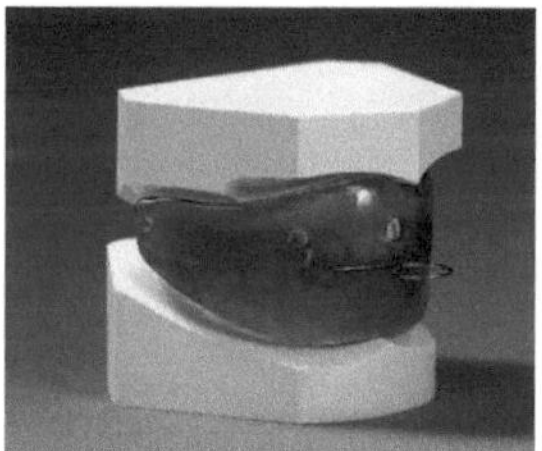

Fig.18: Ecrã oral

➢ **Dispositivo Blue grass:** Desenvolvido por Haskell, 1991. Trata-se de um aparelho fixo que utiliza um rolo de Teflon, juntamente com um reforço positivo. É utilizado para controlar o hábito de sucção do polegar em crianças entre os 7 e os 13 anos de idade, pois o paciente acredita que adquiriu um novo brinquedo para brincar. O paciente acredita que adquiriu um novo brinquedo para brincar e é instruído a rolar o rolo em vez de chupar o dedo.[47]

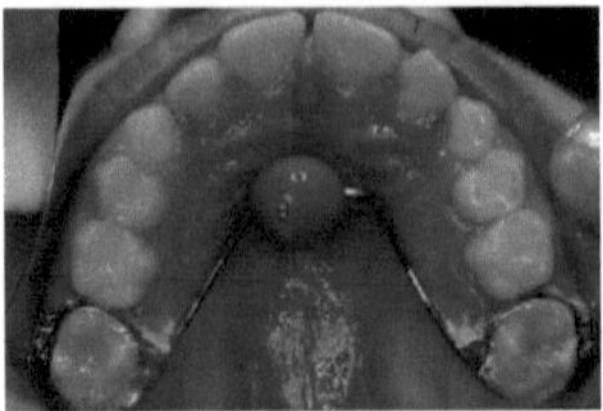

Fig.19: Aparelho de relva azul

- **Hélice quádrupla:** aparelho fixo que é utilizado para expandir a arcada maxilar constrita. As hélices do aparelho servem para lembrar a criança de não colocar o dedo na boca.

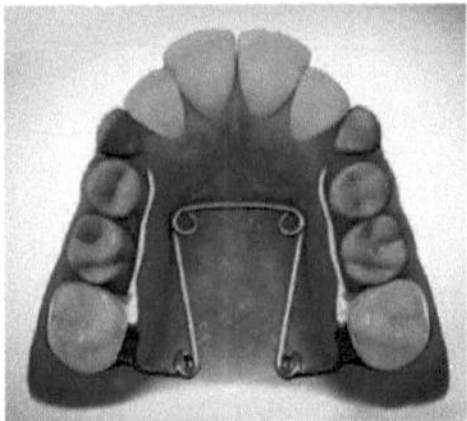

Fig.20: Hélice quádrupla

Estratégias actuais:

- Aumentar o comprimento do braço do fato de noite.
- Conceito de polegar-casa
- Fantoches de mão

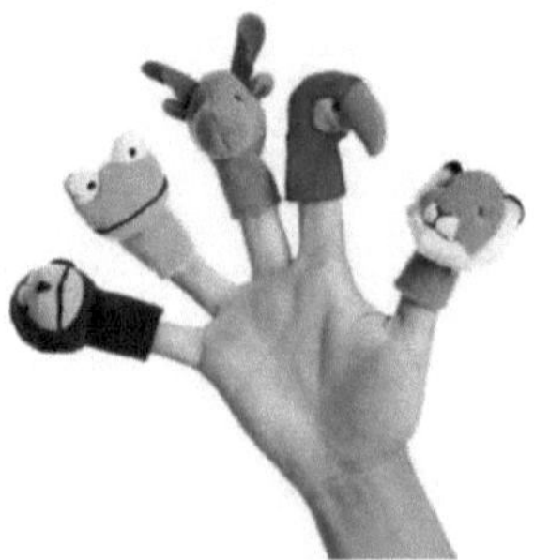

Fig.21: Fantoches de mão

- Livro de chupar o dedo
- A minha camisola especial

➢ Polegarzinhos

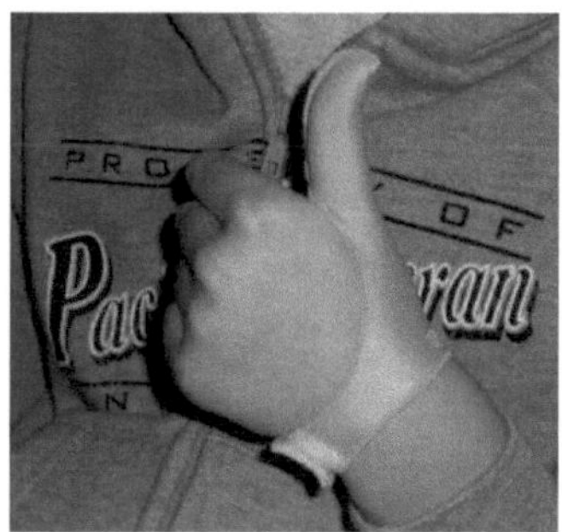

Fig.22: Polegarzinhos

➢ Proteção do cotovelo e sistema de três alarmes [44,48]

HASTE DO DEDO

É descrita como uma situação em que, durante a deglutição, a ponta da língua entra em contacto com qualquer dente anterior ao molar.[2]

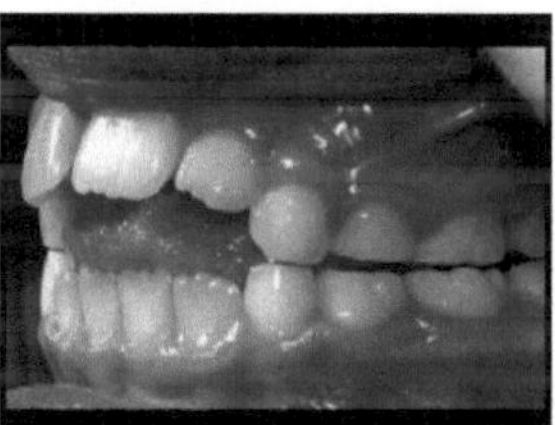

Fig.23: Hábito de empurrar a língua

CARACTERÍSTICAS CLÍNICAS

Caraterísticas intra-orais:

1. Anterior superior proclinada, espaçada e, por vezes, alargada, resultando num aumento do jato
2. Anterior inferior retroinclinada ou proclinada, consoante o tipo de impulso da língua.
3. Presença de uma mordida aberta anterior.
4. Presença de mordeduras cruzadas posteriores
5. O impulso simples da língua é caracterizado por um contacto anormal dos dentes durante o ato de deglutição. Apresentam uma boa intercuspidação dos dentes posteriores, em

contraste com o impulso de língua complexo.

6. A língua é empurrada para a frente durante a deglutição para ajudar a estabelecer um lábio anterior.

Caraterísticas extra-orais:

1. Rosto geralmente dolicocefálico.
2. Aumento da altura facial anterior inferior
3. Lábios incompetentes
4. Expressão menos facial, uma vez que a mandíbula é estabilizada pelos músculos faciais em vez dos músculos mastigatórios durante a deglutição.
5. Problemas de fala como distorções sibilantes e ceceio, etc. Observa-se uma atividade anormal do músculo mental [21,44].

DIAGNÓSTICO

Deve ser feita uma diferenciação cuidadosa entre uma deglutição infantil simples, complexa e retida. O prognóstico é geralmente excelente para a correção do impulso simples da língua, bom para o impulso complexo da língua e muito mau para o padrão de deglutição infantil retido.

1) **Exame da língua a empurrar:** Verificar o tamanho, a forma e os movimentos.

2) Exame funcional:

• Observar a posição da língua, enquanto a mandíbula está na posição de repouso.

• Observar a língua durante as várias deglutições

Engolir consciente Comandar a deglutição de saliva Comandar a deglutição de água Deglutição consciente durante a mastigação

3) Exame palpatório:

• Colocar água sob a ponta da língua do doente e pedir-lhe que engula

Normal: A mandíbula eleva-se e os dentes são unidos, mas não há contração dos lábios ou dos músculos faciais

Impulso da língua: Contração acentuada dos lábios e dos músculos faciais

• Colocar a mão sobre o músculo temporal e pedir para engolir **Normal:** O temporal contrai-se e a mandíbula eleva-se **Impulso da língua:** Sem contração do temporal

• Segurar o lábio inferior e pedir ao doente para engolir

Normal: A deglutição pode ser completada

Impulso da língua: O paciente não consegue engolir completamente[44].

TRATAMENTO

Treino da deglutição correta e da postura da língua. Estes exercícios ajudam a tonificar os respectivos músculos, eliminando assim o impulso da língua.

1) Exercícios miofuncionais: O doente pode ser orientado relativamente à postura correta da língua durante a deglutição através de vários exercícios. Pede-se à criança que coloque a ponta da língua nas zonas das rugas durante 5 minutos e que engula.

- Elásticos ortodônticos e exercícios com rebuçados de fruta sem açúcar

- **Exercícios 4S**: Mancha, salivar, apertar a mancha e engolir

- **Exercício 2S:** Inclui identificar - detetar e apertar

- **Outros exercícios:** Assobiar, recitar a contagem de 60 a 69, gargarejar, bocejar
- **Formadores ortodônticos:** Canais dentários, arcos labiais, protetor de língua, etiqueta de língua, para-choques labial[21].

2) Terapia com aparelhos Removível:

a) **Ecrã Oral:** é um aparelho miofuncional, introduzido por Newell em 1912. Trata-se de uma folha fina de acrílico processada sobre os moldes de trabalho ocluídos e encerados, que se estende até ao sulco vestibular, tanto a nível vestibular como labial, e que actua como um ecrã entre os dentes e a musculatura circundante.

Modificação do rastreio oral:

▪ Ecrã oral com orifícios de respiração

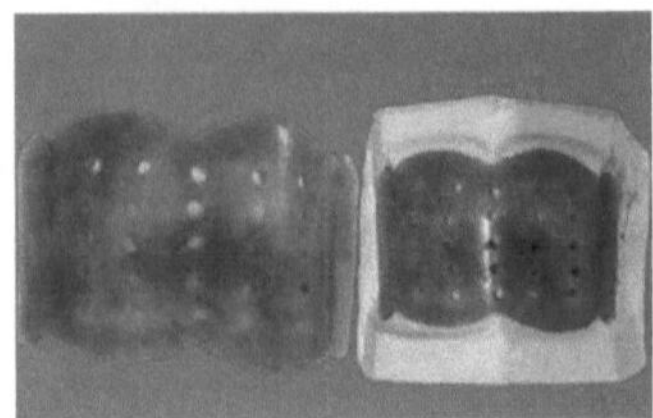

Fig.24: Ecrã oral com orifícios de respiração

▪ Estão igualmente disponíveis folhas de poliamida ou termoplásticos fabricadas no mercado para utilização (fabrico de ecrãs orais) em ortodontia.

▪ Modificado ou rehak

▪ Ecrã oral duplo

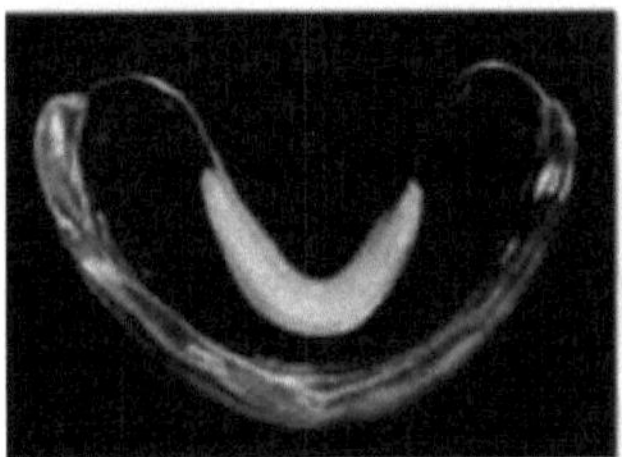

Fig. 25: Ecrã oral duplo

▪ Modificação Hotz

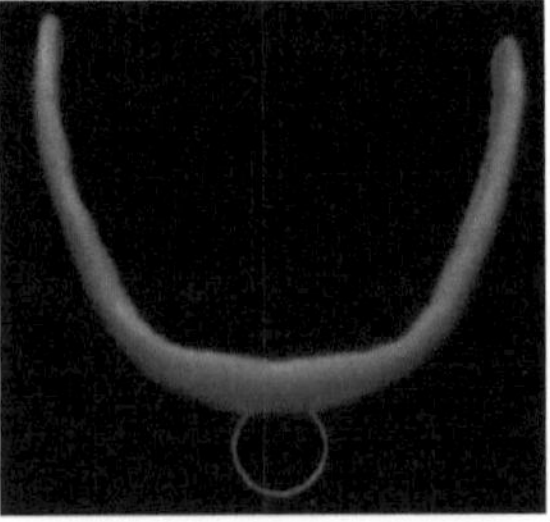

Fig.26: Modificação de Hotz

b) Aparelho de Hawley com berço de língua[45,46]

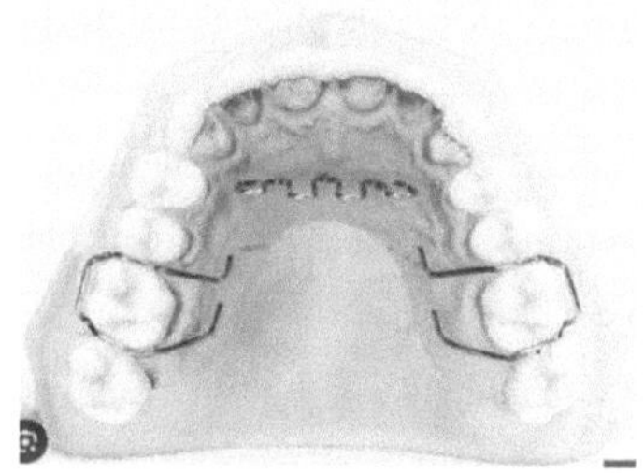

Fig.27: Aparelho de Hawley com língua

Corrigido:

a) Berço em língua

b) Crivo lingual com desenho de aparelho quad helix: Para corrigir o hábito de empurrar a língua e resolver as deficiências transversais, verticais e funcionais, pode ser utilizada uma hélice quádrupla composta por um fio de aço inoxidável de 0,036 polegadas soldado a bandas nos primeiros molares permanentes.

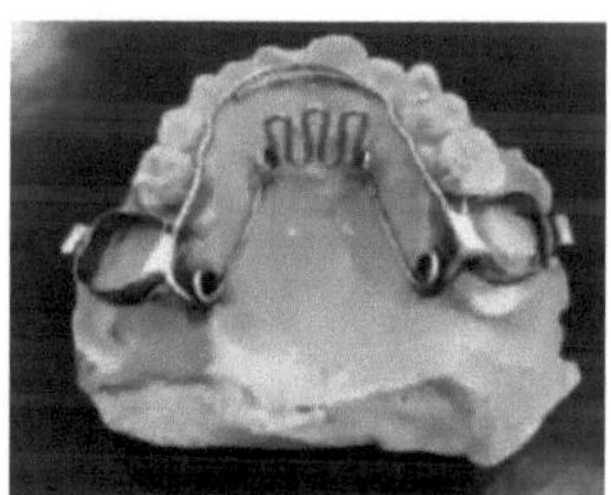

Fig.28: Berço de língua com hélice quádrupla

c) **Aparelho de arco palatino de Nance modificado:** Aparelho da arcada palatina de Nance em que pode ser utilizado um botão de acrílico para colocar a língua na posição correta.

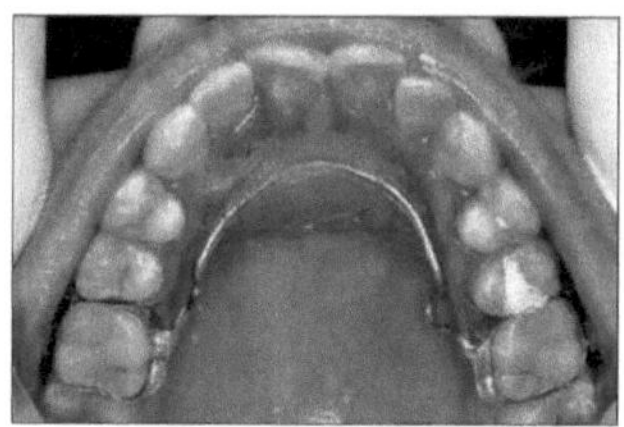

Fig.29: Aparelho de arco palatino de nance modificado

d) **Aparelhos de blue grass modificados:** Os componentes do aparelho de blue grass modificado eram bandas molares, fio de aço inoxidável, bainha lingual e um rolo acrílico de forma hexagonal.

e) **Arco lingual modificado com crib de língua:** o arco lingual modificado com crib de língua foi soldado nas bandas molares, foi colocado dentro da boca do paciente e verificado quanto a qualquer desconforto e interferência.[45]

3) Assistência cirúrgica para o tratamento do hábito de empurrar a língua: A língua presa deve-se a um excesso de tecido linfoide: A redução cirúrgica do tecido linfoide eliminará o impulso da língua.

4) Tratamento cirúrgico: O tratamento do comportamento de deglutição infantil retido para além da idade adulta é difícil e muitas vezes leva a más oclusões esqueléticas graves. Estas más oclusões são tratadas com procedimento cirúrgico ortognático em combinação com procedimentos ortodônticos.[21]

HÁBITO DE RESPIRAR PELA BOCA

Sasouni (1971) definiu a respiração bucal como a respiração habitual através da boca em vez do nariz[44].

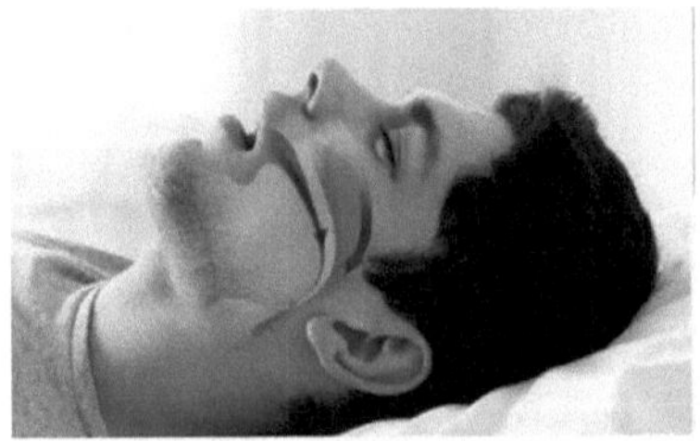

Fig.30: Hábito de respiração bucal

CARACTERÍSTICAS CLÍNICAS

No rosto

1. Os lábios ficam frouxos e abertos
2. Lábio superior curto
3. A ação de moldagem do lábio superior sobre os incisivos é perdida, resultando assim em proclinação e espaçamento.

4. Lábio inferior: pesado e evertido.

5. A língua está suspensa entre as arcadas superior e inferior, resultando na constrição do segmento vestibular (arco em V).

Efeito na oclusão dos dentes

- Proclinação dos anterios
- Relação distal da mandíbula com a maxila
- Os anteriores inferiores alongam-se e tocam os tecidos palatinos.
- Sobre os tecidos gengivais, humedecimento e secagem constantes da gengiva.[3]

DIAGNÓSTICO

➢ Observar o paciente, respirador bucal: Os lábios estarão afastados

Respiradores nasais: Os lábios tocar-se-ão

➢ Pedir ao doente para respirar fundo pelo nariz

Respiradores bucais: Sem alterações na forma ou tamanho das narinas externas Respiradores nasais: Demonstra bom controlo dos músculos alares

➢ **Teste do espelho:** É também designado por teste do nevoeiro. Coloca-se um espelho de duas faces sobre o lábio superior do doente. Se o ar se condensar no lado superior do espelho, o doente é respirador nasal, e se o fizer no lado oposto, é respirador bucal.

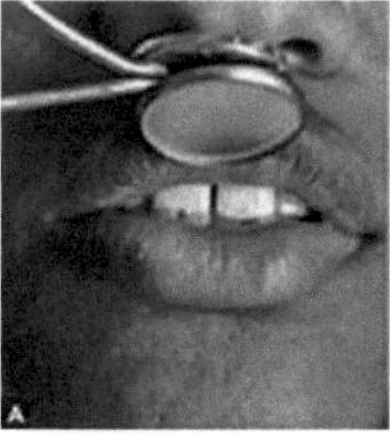

Fig.31: Teste do espelho

➢ **Teste de retenção de água de Massler:** Pede-se ao doente que mantenha a boca cheia de água. Os respiradores bucais não conseguem reter a água durante muito tempo

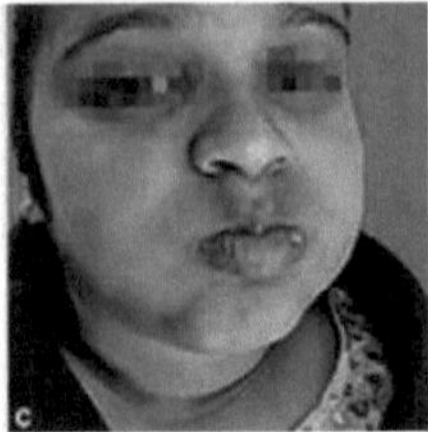

Fig.32: Ensaio de retenção de água

- **Teste da borboleta de Jwemen:** Pegar em algumas fibras de algodão e colocá-las mesmo por baixo da abertura nasal. Ao expirar, se as fibras do algodão se agitarem para baixo, o doente é um respirador nasal, e se as fibras se agitarem para cima, é um respirador bucal

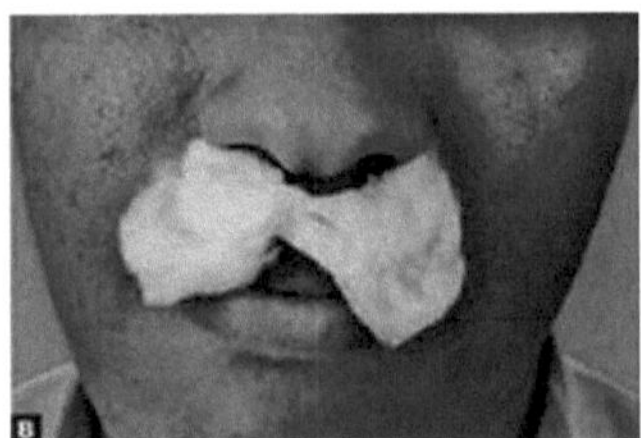

Fig.33: Teste da borboleta

- **Rinometria (pletismografia indutiva):** O fluxo total de ar através do nariz e da boca pode ser quantificado utilizando a pletismografia indutiva
- **Cefalometria:** Pode ser utilizada para calcular a quantidade de espaço nasofaríngeo [44].

TRATAMENTO

O principal aspeto é tratar e eliminar a causa subjacente ou a patologia que criou o hábito. Segue-se o tratamento sintomático. Outros procedimentos e aparelhos que podem ser utilizados são:

a) Exercícios:

- Durante o dia - segurar o lápis entre os lábios.
- Durante a noite - colar os lábios com fita adesiva cirúrgica na respiração bucal habitual.
- Segurar uma folha de papel entre os lábios.
- Pedaço de cartão de 1* 11/2" mantido entre os lábios.

• Doentes com lábio superior curto e hipotónico: Esticar o lábio superior para manter a vedação labial ou esticar no sentido descendente em direção ao queixo.

• Exercício de puxar o botão.

• Exercício de cabo de guerra.

b) **Mioterapia do maxilotórax:** defendida por Macaray em 1960, estes exercícios de expansão são utilizados em conjunto com o ativador de Macaray. Macaray construiu um ativador em alumínio, com o qual se podia corrigir o desenvolvimento das arcadas dentárias e a relação da base dentária, ao mesmo tempo que se estimulava a respiração bucal. O respirador bucal segura o ativador na boca e, ao mesmo tempo, com os braços esquerdo e direito, executa alternadamente 10 exercícios 3 vezes por dia.

c) **Ecrã oral:** funciona com base no princípio da aplicação de força e da eliminação de força.

Expansão rápida da maxila (ERM): Os doentes com arcos maxilares estreitos e apertados beneficiam de procedimentos de ERM destinados a alargar o arco. Aumenta o fluxo de ar nasal e diminui a resistência do ar nasal. O aumento do espaço intranasal ocorre devido ao afastamento das paredes exteriores da cavidade nasal.

Correção da má oclusão:

• Crianças com oclusão esquelética e dentária de classe I e aparelho de proteção oral com espaçamento anterior.

• Classe II divisão 1 sem apinhamento, idade entre 5 e 9 anos, ativador monobloco para correção da má oclusão e dissuasão do hábito.

• Má oclusão de classe III: são recomendados métodos interceptivos como a mentoneira [49].

BRUXISMO

O bruxismo foi definido como uma atividade parafuncional oral que inclui o cerrar, o contraventar, o ranger e o ranger dos dentes durante o sono ou em vigília.

Para facilitar a compreensão do bruxismo pelo clínico, este é classificado em dois eixos:

a) Se é primária (idiopática, ou seja, sem causa ou problema identificável) ou secundária (ou seja, relacionada com perturbações neurogénicas, psiquiátricas, do sono ou do movimento e com tala ou restauração dentária).

b) Se ocorre durante o sono ou a vigília[6].

Etiologia

1) O stress psicológico e emocional tem sido atribuído como uma das causas do bruxismo.
2) As interferências oclusais ou a discrepância entre a relação cêntrica e a oclusão cêntrica podem predispor ao ranger.
3) Diz-se que a pericoronite e a dor periodontal desencadeiam o bruxismo em alguns indivíduos.

Caraterísticas clínicas

1. As facetas de desgaste oclusal podem ser observadas nos dentes.
2. Fracturas de dentes e restaurações.
3. Mobilidade dos dentes.
4. Ternura e hipertrofia dos músculos mastigatórios.
5. Dor muscular quando o doente acorda de manhã.
6. Pode ocorrer dor e desconforto na articulação temporomandibular.

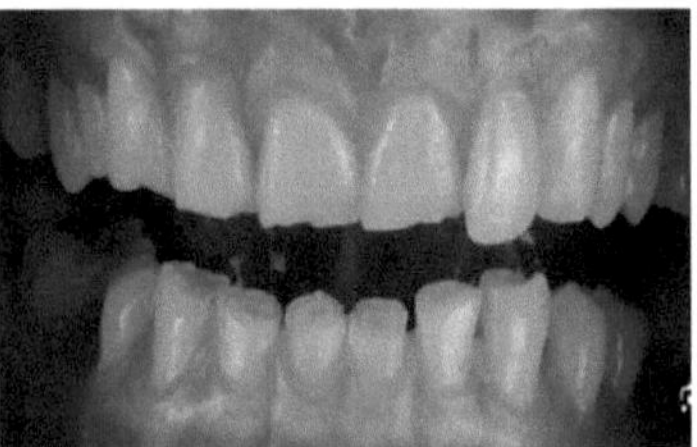

Fig.34: Desgaste oclusal observado no bruxismo

Diagnóstico

Na maioria dos casos, a história e o exame clínico são suficientes para diagnosticar o bruxismo. As prematuridades oclusais podem ser diagnosticadas através da utilização de papéis articulados. O exame electromiográfico pode ser realizado para verificar a hiperatividade dos músculos da mastigação.[2]

Tratamento

1. Aconselhamento psicológico adequado

2. A hipnose, os exercícios de relaxamento e a massagem podem ajudar a aliviar a tensão muscular

3. Devem ser efectuados ajustamentos oclusais para eliminar as prematuridades

4. Os protectores noturnos ou outras talas oclusais que cobrem as superfícies oclusais dos dentes ajudam a eliminar as interferências oclusais, previnem o desgaste oclusal e quebram a adaptação neuromuscular

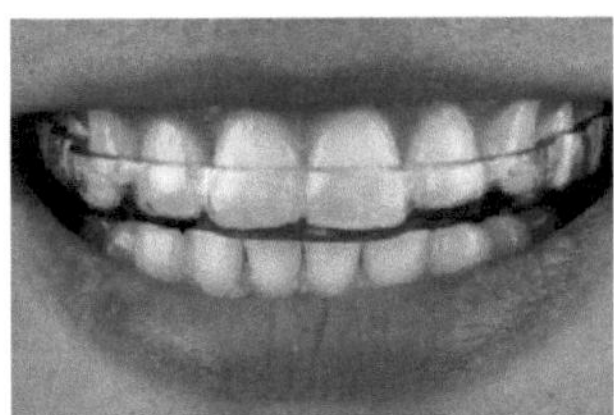

Fig.35: Proteção nocturna

5. Fisioterapia

6. Medicamentos: Injecções de anestésicos locais, relaxantes musculares

7. Biofeedback

8. Acupunctura

9. Correção ortodôntica

10. Método elétrico: Estimulação electrogalvânica para o relaxamento muscular[44].

OUTROS HÁBITOS MENORES

MORDER OS LÁBIOS

A mordedura e a sucção labial surgem por vezes após a interrupção forçada da sucção do polegar ou do dedo. A mordedura labial envolve mais frequentemente o lábio inferior que é virado para dentro e a pressão é exercida sobre as superfícies linguais dos anterios maxilares[2].

Classificação

- Lamber os lábios/molhar os lábios com a língua.
- Hábito de sucção dos lábios: puxar os lábios para dentro da boca entre os dentes.

Etiologia

- Maloclusão
- Em conjunto com outros hábitos
- Stress emocional[44].

Manifestações clínicas

- Anteriores superiores proclinados e inferiores retroclinados
- Lábio inferior hipertrófico e redundante
- Rachaduras nos lábios
- O sulco mentolabial torna-se acentuado
- Colapso do incisivo inferior com apinhamento lingual
- Desequilíbrio muscular
- Armadilha labial[2,44]

Tratamento

Deve ser orientada inicialmente para a etiologia seguida de terapia com aparelhos como protetor labial, ecrã oral e protetor labial.[44] Este hábito pode ser intercetado com o uso de protectores labiais que não só mantêm os lábios afastados como também melhoram a inclinação axial dos dentes anteriores devido à ação descontrolada da língua.[2]

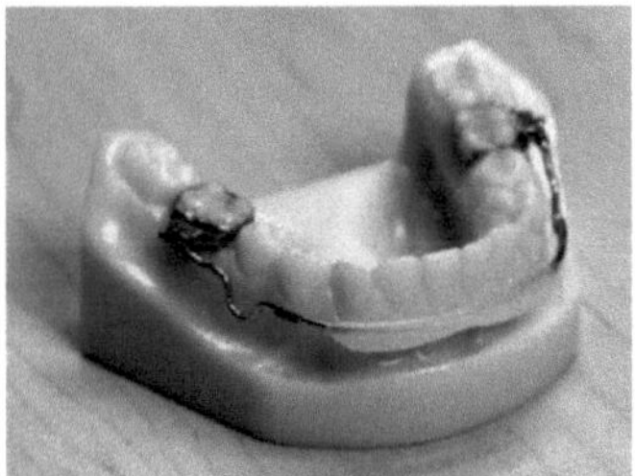

Fig.36: Para-choques labial

ROER AS UNHAS

É um dos hábitos mais comuns em crianças e adultos. É o sinal de tensão interna. A incidência, segundo Weschsher (1931), é de 43% nos adolescentes e de 25% nos estudantes universitários.

Etiologia

- Insegurança
- Tensão nervosa
- Sucessor psicossomático da sucção do polegar.

Efeitos

- Encolhimento, rotação e alteração dos bordos incisais dos incisivos.
- Inflamação do leito ungueal.

Gestão

- O doente é alertado para o problema
- Não se deve repreender, chatear ou ameaçar
- Tratar os factores emocionais básicos que estão na origem do ato
- Incentivar actividades ao ar livre pode ajudar a aliviar a tensão
- Aplicação de verniz nas unhas, luvas leves de algodão como lembrete.[44]

RECUPERAÇÃO DE ESPAÇO

O odontopediatra é frequentemente a primeira pessoa a deparar-se com os efeitos da perda prematura dos dentes decíduos. Assim, é essencial que o odontopediatra tome medidas precoces para prevenir os efeitos profundos no desenvolvimento futuro da dentição, da psicologia e da personalidade da criança.[26]

Quando ocorre perda de espaço, podem ser utilizados recuperadores de espaço para ajudar a recuperar o espaço e permitir a prevenção de qualquer má oclusão que possa ocorrer mais tarde durante o desenvolvimento dentário, incluindo apinhamento. A recuperação de espaço na arcada maxilar pode ser conseguida através da distalização de molares utilizando diferentes métodos. Na arcada inferior, a recuperação de espaço também pode ser conseguida, mas é muito mais difícil do que na arcada superior e é obtida principalmente com a utilização de dispositivos de proteção labial. Estes dispositivos ajudam a alcançar a distalização dos molares através do reposicionamento distal e da inclinação dos molares, o que pode levar a uma redução do apinhamento através da utilização do espaço ganho[34].

Os recuperadores de espaço podem ser fixos ou amovíveis.

Regeneradores de espaço fixo:

Recuperadores de laços deslizantes

O recuperador de espaço em ansa deslizante é recomendado nos casos em que a perda de espaço ocorre devido à perda prematura do segundo molar primário inferior, quando tanto o primeiro molar como o primeiro pré-molar se inclinaram para o espaço disponível. A configuração aplica uma força constante para mover o primeiro pré-molar mesialmente e, com algum movimento distal recíproco, mover o molar permanente distalmente.

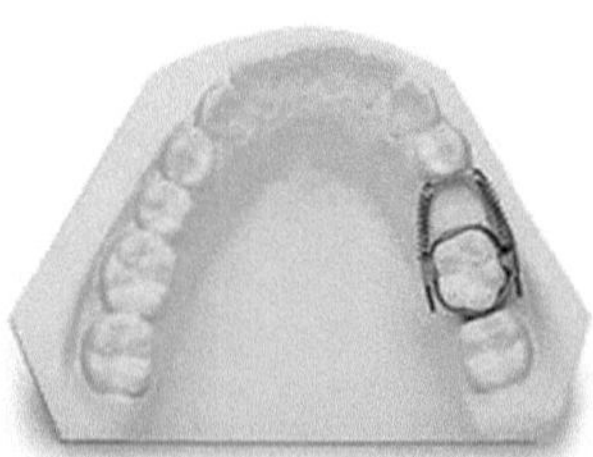

Fig.37: Recuperadores de laços deslizantes

Foi concebido com uma banda no molar permanente e dois tubos vestibulares de 0,036 polegadas são soldados à banda do molar. Uma argola, semelhante à banda e à argola, é fabricada com um fio de aço inoxidável de 0,036 polegadas. Uma mola helicoidal aberta com aproximadamente 2 mm a mais do que o espaço a recuperar é cortada e inserida na ansa preparada. O componente da ansa e da mola helicoidal é colocado e a ansa é deslizada para dentro dos tubos vestibulares. Um batente oclusal é soldado ao componente da ansa do aparelho e colocado em contacto com a superfície oclusal do pré-molar para evitar a rotação do dente.

Recuperador de espaço em espiral aberta:

O recuperador de espaço em espiral aberta (OCSR) é um recuperador de espaço ativo recíproco. O fabrico do OCSR é idêntico ao do recuperador de laço deslizante. No entanto, na ansa em "U" do aparelho é colocada uma quantidade de solda suficiente para fazer uma paragem na junção da parte reta e da parte curva do fio, tanto para vestibular como para lingual, em contraste com a paragem oclusal no aparelho de ansa deslizante, para evitar a rotação do primeiro pré-molar. A limitação deste aparelho é que não é possível controlar a inclinação axial dente que está a ser movimentado e pode ocorrer inclinação.

Recuperador de espaço Gerber:

O recuperador de espaço Gerber é semelhante, em princípio, ao recuperador de bobina aberta e ao recuperador de laço deslizante. Neste aparelho, os batentes de tubo soldáveis são soldados na curva em U do arame e as secções de mola de bobina aberta são cortadas para encaixar no arame entre os "batentes" e as extremidades do laço em "U".

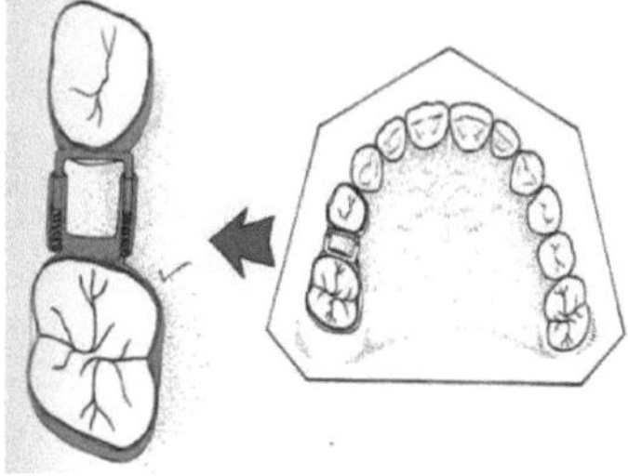

Fig.38: Recuperador de espaço de Gerber

As molas são carregadas e o fio dental é atado através do ilhó e sobre o fio em "U" para manter a força armazenada na mola comprimida. As molas são comprimidas de modo a que o conjunto encaixe no espaço edêntulo. O conjunto é cimentado no local. Após a cimentação, o fio dental é e removido para ativar o recuperador.

Recuperador de espaço anterior:

Para recuperar espaço na região anterior, são selecionados dois tubos labiais padrão de 0,018× 0,025. O esmalte das superfícies vestibulares dos incisivos centrais direitos e laterais esquerdos é tratado com ácido fosfórico a 35%. O tubo labial é colado individualmente a cada dente pilar. Quando o compósito estiver polimerizado, um pedaço de fio redondo padrão de 0,014" é introduzido no tubo do incisivo lateral. O fio é então inserido numa mola helicoidal aberta de 0,036×0,009" que é previamente selecionada e passada através do tubo vestibular do incisivo central. É efectuada uma dobra distal a 2 mm da extremidade distal do tubo. 3 semanas depois, o fio é mudado para um fio de 0,018" e finalmente para um fio de 0,018" × 0,025", deixando a mola helicoidal apenas para retenção. De seguida, fixa-se um pôntico acrílico sobre o fio e a mola helicoidal, utilizando o mesmo tipo de compósito já existente na boca do paciente.

Recuperador de espaço do arco lingual Hotz

Hitchcock, em 1974, introduziu uma modificação da arcada lingual - "lingual de Hotz" com anéis em U, que é usada para mover molares distalmente.

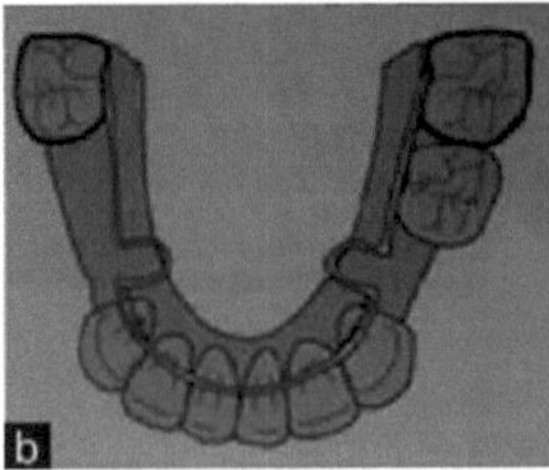

Fig.39: Recuperador de espaço da arcada lingual de Hotz

O arco lingual de Hotz é indicado em situações em que o dente permanente se desloca mesialmente

O movimento de rotação da arcada lingual é mais importante do que o movimento distal dos dentes mesiais e também nos casos em que existe espaço suficiente para a erupção do segundo molar permanente. A arcada lingual fornece uma ancoragem composta de todos os outros dentes que a arcada lingual toca. Um esporão horizontal pode ser soldado perpendicularmente ao fio da arcada que contacta com a superfície distal do pré-molar ou canino. Isto aumenta ainda mais a ancoragem. A ansa do lado ativo é ajustada periodicamente uma vez por mês.

Para-choques labial:

O aparelho de abano labial é utilizado na arcada mandibular para ganhar espaço ou para distalização de molares e o seu equivalente na arcada maxilar é o aparelho de Denholtz. É utilizado na dentição mista precoce para uma distalização mínima do molar.

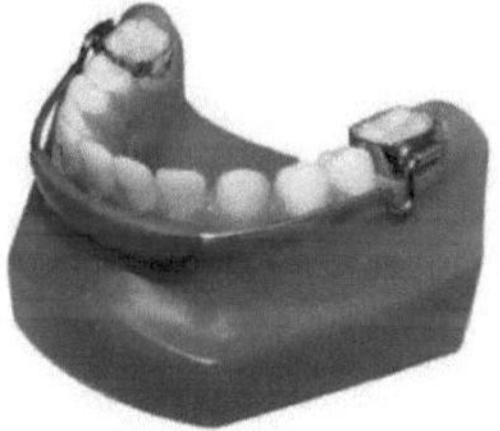

Fig.40: Para-choques labial

Também é útil para endireitar os molares inclinados mesialmente para recuperar espaço na arcada. As bandas molares são preparadas no primeiro molar permanente e os tubos molares são soldados no lado vestibular de cada banda molar. O fio do arco labial é então encaixado em ambos os tubos vestibulares e a bainha acrílica é preparada no vestíbulo labial. Esta transfere as forças dos lábios diretamente para a face vestibular do primeiro molar para distalizar o molar.

RECUPERADORES DE ESPAÇO AMOVÍVEIS

Aparelho Hawley superior com mola helicoidal:

Para movimentar distalmente um molar superior de 6 anos com um aparelho Hawley, uma mola helicoidal comprimida é formada em ângulo reto com o rebordo alveolar imediatamente adjacente à superfície mesial do molar de 6 anos a ser movimentado. A mola está disposta de forma a poder ser ajustada para manter uma pressão direcionada para distal numa distância de 3 a 4 mm. Uma mola feita de Elgiloy amarelo 0,028 ou fio australiano 0,020 produz o movimento desejado se for posicionada corretamente no aparelho e ajustada em intervalos de 2 semanas.

Aparelho Hawley fixo e amovível:

Um aparelho Hawley superior mais eficiente é fabricado através da colocação de duas bandas ortodônticas nos primeiros ou segundos molares primários, com anéis de arame 0,028 soldados nas superfícies linguais das bandas para incorporar estas últimas no aparelho acrílico. Assim, o aparelho removível de Hawley é transformado em um aparelho fixo e removível, com melhor capacidade de ancoragem e maior estabilidade de retenção durante o uso pela criança. O único requisito é a existência de um dente molar primário em cada lado da arcada para a colocação da banda e cujas raízes não tenham sido reabsorvidas o suficiente para criar uma mobilidade excessiva.

Aparelho Hawley inferior com mola helicoidal:

O aparelho Hawley inferior tem um arco labial com anéis de ajuste embutidos na região labial das cúspides. O fio passa distalmente às cúspides sobre o rebordo e é embutido no corpo do aparelho no lado lingual do rebordo alveolar, o que ajuda a utilizar os dentes anteriores inferiores e, assim, ajuda toda a arcada inferior a atuar como uma unidade de ancoragem total. O fio para o arco labial é feito de Elgiloy amarelo 0.025 ou 0.028. A mola helicoidal posicionada contra a superfície mesial do molar a ser movido distalmente é feita de Elgiloy 0.028 ou fio australiano 0.020. A mola helicoidal para o aparelho Hawley inferior pode ser fabricada em duas configurações. A mola helicoidal dupla requer um pouco mais de tempo para dobrar, mas é compatível com o periodonto do dente que está a ser reposicionado.

Estas molas helicoidais devem ser ajustadas com pouca ou nenhuma pressão exercida distalmente contra o molar durante a primeira semana de tratamento. Na segunda consulta e, posteriormente, em intervalos de 2 semanas, as molas devem ser ajustadas para produzir uma ligeira pressão distal contra o molar de 6 anos. São necessários 2 a 4 meses para mover um molar inferior uma distância de 2mm para distal.

Aparelho Hawley inferior com mola acrílica dividida:

Na arcada inferior, um aparelho Hawley construído com uma mola de haltere em acrílico dividido pode ser utilizado para recuperar até 2 mm de espaço perdido, inclinando um dos molares de 6 anos para distal. A mola de haltere permite um ajuste fácil para adicionar uma força de distalização molar inferior. A mola deve ser ajustada duas vezes por mês, criando um incremento de abertura na área de acrílico dividido de cerca de 0,5 mm de cada vez. Qualquer ajuste maior pode não permitir que o aparelho assente firmemente na área mesial ao molar que está a ser movido distalmente.

Aparelho Hawley inferior com elástico de funda:

Em vez de uma mola de arame com contornos especiais que transmite uma força contra o molar a ser distalizado, pode ser utilizado um suporte elástico de arame com ganchos. Este aparelho é chamado de estilingue, uma vez que a força de distalização é produzida pelo elástico esticado entre os dois ganchos. Um gancho está localizado no meio da superfície lingual do molar a ser movimentado. O outro é colocado na mesma posição na face vestibular do molar. A criança coloca um novo elástico entre os ganchos enquanto o aparelho está fora da boca. Ele é colocado no lugar e, em seguida, o dedo da criança pode guiar o elástico contra a gengiva na margem mesial do molar a ser distalizado. O elástico pode ser trocado uma vez por dia[26].

EXTRACÇÃO EM SÉRIE

É um procedimento ortodôntico interceptativo, geralmente iniciado no início da dentição mista, quando se pode reconhecer e antecipar potenciais irregularidades no complexo dento-facial.[2] O apinhamento severo pode ser tratado com extração seriada (SE) na dentição mista ou com extração tardia de pré-molares (LPE) na dentição permanente. O objetivo da SE é criar espaço na dentição mista para a erupção dos dentes permanentes em posições mais favoráveis sobre o osso basal, a fim de evitar ou reduzir a complexidade do tratamento ortodôntico futuro na dentição permanente.[12]

A extração de dentes dentro da arcada dentária, pelo menos temporariamente, aumenta o espaço disponível para os restantes dentes.[10] A extração seriada é definida como a extração planeada e sequencial de certos dentes decíduos, seguida da remoção de dentes permanentes específicos, de modo a encorajar a correção espontânea de irregularidades.[30]

HISTÓRIA DA EXTRACÇÃO EM SÉRIE

A extração em série continua a ser um procedimento atrativo para os dentistas desde o século XVIII. Dois dentistas franceses, Bunon e Bourdet, estiveram entre os pioneiros que explicaram que a extração de mais do que um dente irregular pode melhorar a estética resto. Paisson foi o primeiro a recomendar o procedimento para aliviar o apinhamento e alinhar os dentes. Robert Bunon, em 1743, na sua publicação "Essay on Diseases of Teeth", escreveu pela primeira vez sobre a importância das extracções precoces. Linderer (1851) sugeriu que os caninos primários deveriam ser removidos para acomodar os incisivos laterais, seguidos da extração do 1º pré-molar, de modo a proporcionar espaço suficiente para a erupção dos molares. A partir da década de 1850, durante quase dois séculos, não houve nenhuma melhoria significativa no conceito de extração em série. No entanto, após a segunda guerra mundial, uma nova era de extração em série moderna foi estabelecida por muitos dentistas dedicados, como Kjellgren da Suécia, Hotz da Suíça, Heath da Austrália e Nance, Hoyd, Dowel e Mayne dos Estados Unidos. Apesar de trabalharem de forma independente durante o período de comunicações comprometidas devido à segunda guerra mundial, Kjellgren e Hotz chegaram a uma conclusão comum sobre a sequência de extração. Em 1929, Kjellgren cunhou o termo "Extração em Série" para descrever um procedimento em que certos dentes decíduos eram extraídos seguidos da extração de dentes permanentes para facilitar uma erupção ininterrupta do resto dos dentes. Em 1940, Nance apresentou de forma ilustrada a sua técnica de "extração progressiva" e foi chamado "Pai da filosofia da extração em série" nos Estados Unidos. Em 1941, Rudolf Hotz sugeriu o termo "Orientação da erupção dentária por extração" ou "Orientação da erupção". Segundo ele, o termo "orientação da erupção" é auto-explicativo e inclui todas as medidas disponíveis para a erupção dentária[31].

VISÃO GERAL DO DESENVOLVIMENTO DENTÁRIO

• **Responsabilidade dos incisivos:** Os quatro incisivos permanentes superiores são, em média, 7,6 mm maiores do que os antecessores primários. Para o segmento dos incisivos mandibulares, os sucessores permanentes são 6,0 mm maiores. Esta diferença foi designada por Warren Mayne como "Incisor Liability" e varia muito de pessoa para pessoa.

• **Espaçamento interdentário**: Uma das primeiras observações a ser feita num paciente jovem. O espaçamento interdentário pode variar de 0 a 10,0 mm na arcada maxilar, mas a média é de cerca de 5,0 mm. Na arcada mandibular, o espaçamento interdental pode variar de 0 a 6,0 mm, com uma média de 3,0 mm. A falta de espaçamento interdentário deve ser considerada uma desvantagem séria na obtenção de um alinhamento normal.

• **Alterações na largura inter-caninos:** Entre as dentições decídua e mista, há um aumento na largura da arcada entre os caninos decíduos. Para a arcada maxilar, as larguras intercaninos estão correlacionadas com o momento da troca da dentição mista tardia para a dentição permanente precoce. Após os 10 anos de idade, é de esperar pouca alteração na largura dos intercaninos mandibulares, tanto nos rapazes como nas raparigas.

• **Alterações no comprimento da arcada**: Distância à volta da arcada desde a superfície mesial de um primeiro molar permanente até ao seu homólogo do outro lado. O comprimento da arcada pode mudar, e geralmente muda, durante o período de crescimento.

As alterações variam consideravelmente entre os indivíduos e entre as arcadas maxilar e mandibular. Na maioria dos casos, o comprimento do arco diminui de facto no arco mandibular durante o período de crescimento[30,31].

LÓGICA DA EXTRACÇÃO EM SÉRIE

• **Crescimento dos maxilares:** É nos casos de Classe I que a extração em série encontra a sua aplicação mais bem sucedida. Se houver uma má oclusão de Classe I com apinhamento generalizado criança em crescimento normal, o clínico não seria muito sensato se recorresse à expansão das arcadas maxilar e mandibular com aparelhos fixos ou removíveis. O crescimento normal dos tecidos dentários, esqueléticos e moles influencia o resultado da extração em série.

• **Ajuste dentário no segmento anterior durante o primeiro período de transição:** O facto de os incisivos permanentes serem maiores do que os decíduos é bastante óbvio, mesmo para o paciente. A medição direta desta responsabilidade incisiva, como é designada por Mayne, é possível e recomendada.

A diferença de tamanho entre dentes decíduos e permanentes é, em média, de 6-7 mm, mesmo quando não há apinhamento. Qualquer passivo incisivo apreciável, que não seria ajustado apesar das contribuições dos mecanismos de ajuste, e aponta fortemente para um programa de extração guiada no período da dentição mista.

- **Ajuste dentário no segmento posterior durante o segundo período de transição:** As larguras combinadas do canino decíduo mandibular, do primeiro molar e do segundo molar têm uma média de 1,7 mm, ou seja, mais do que as larguras combinadas três sucessores permanentes. Como Nance indicou, há menos diferença de largura na arcada maxilar (diferença média de largura de 1 mm). Este "espaço de folga" existe em ambos os lados, pelo que a média seria de 3,4 mm na arcada mandibular e cerca de 2 mm na arcada maxilar.

Este espaço de folga é necessário para corrigir a relação de plano terminal nivelado, que é um fenómeno de desenvolvimento normal e transitório e é observado numa grande percentagem de casos. Quando os dentes permanentes substituem os dentes decíduos, há um deslocamento mesial do primeiro molar inferior, utilizando o espaço livre, e a cúspide mesiovestibular do primeiro molar superior encaixa no sulco mesiovestibular do primeiro molar permanente inferior.

O "espaço de manobra", portanto, é geralmente um pouco reservado do comprimento da arcada para permitir o ajuste das arcadas dentárias maxilar e mandibular durante o período crítico de troca de dentes.

Quando este espaço é utilizado, retendo os molares inferiores permanentes para ganhar comprimento da arcada anterior, pode muito bem ter uma tendência para a Classe II e resultar numa Classe

II divisão 1. Quando o assentamento nas cúspides e sulcos é impedido, pode criar contactos prematuros que intensificam o bruxismo e os problemas funcionais.

- O apinhamento dentário é o resultado de um tamanho de arcada inadequado. A extração em série visa corrigir esta discrepância através da redução do material dentário.
- O movimento fisiológico dos dentes ou deriva ocorre no momento e no local da extração. Os dentes movem-se mesialmente e desviam-se distalmente. Este princípio está a ser utilizado na extração em série[30].

INDICAÇÕES

a) Má oclusão de classe I mostrando harmonia entre o sistema esquelético e muscular.

b) Onde o crescimento não é suficiente para superar a discrepância entre o material dentário e o osso basal.

c) Pacientes com perfil reto e aspeto agradável.

d) A deficiência no comprimento da arcada em comparação com o material do dente é a indicação mais importante para a extração em série. A discrepância no comprimento da arcada é indicada pela presença de uma ou mais das seguintes caraterísticas:

- Ausência de espaçamento fisiológico
- Perda prematura unilateral ou bilateral de caninos decíduos com desvio da linha média.
- Incisivos laterais mal posicionados ou impactados que irrompem palatalmente para fora da arcada.
- Anteriores superiores e inferiores marcadamente irregulares ou apinhados.
- A recessão gengival localizada na região anterior inferior é uma caraterística da deficiência de comprimento da arcada.
- Erupção ectópica dos dentes.
- Migração mesial do segmento vestibular.
- Padrão e sequência anormais de erupção.
- Abaulamento anterior inferior.
- Anquilose de um ou mais dentes.

CONTRA-INDICAÇÕES

- Ausência congénita de dentes que proporcionam espaço.
- Apinhamento ligeiro a moderado.
- Mordeduras profundas ou abertas.
- Classe II, III grave de origem dentária/esquelética.
- Fenda labial e palatina.

• Dentição espaçada.

• Anodontia / oligodontia.

• Diastema da linha média.

• Dilacerações.

VANTAGENS

A extração em série realizada durante os períodos da dentição mista e da dentição permanente precoce tem uma série de vantagens:

• O tratamento é mais fisiológico, pois envolve a orientação dos dentes para posições normais, utilizando as forças fisiológicas.

• O trauma psicológico associado à má oclusão pode ser evitado através do tratamento da má oclusão numa idade precoce.

• Elimina ou reduz a duração do tratamento fixo multibanda.

• É possível uma melhor higiene oral, reduzindo assim o risco de cáries.

• A saúde dos tecidos de investimento é preservada.

• É indicado um período de retenção mais curto aquando da conclusão do tratamento.

• Obtêm-se resultados mais estáveis, uma vez que o material dentário e o comprimento da arcada estão em harmonia.

DESVANTAGENS

• Procedimento a longo prazo que requer um conhecimento profundo do crescimento, desenvolvimento, sequência de erupção e calcificação dos dentes permanentes. Não existe uma abordagem única que possa ser aplicada universalmente.

• É efectuada quando o crescimento inter-canino está a ocorrer e, por isso, é difícil avaliar com exatidão o apinhamento da dentição.

• Tempo de tratamento prolongado com várias visitas (2-3 anos).

• A cooperação dos doentes é muito importante.

• A maioria dos casos tratados por extração em série tem de ser seguida de um tratamento ortodôntico ativo (aparelho fixo) para obter um nivelamento e alinhamento ideais, paralelismo radicular, encerramento dos espaços residuais e correção da mordida profunda.

- Tendência para desenvolver o impulso da língua.
- Tendência para aumentar a mordedura (aprofundamento da mordedura).
- Podem ficar espaços residuais entre o canino e o 2º pré-molar.
- Sujeitar a criança a múltiplas visitas de extração progressiva[2,30].

PROCEDIMENTO DE DIAGNÓSTICO

Envolve uma avaliação exaustiva dos tecidos dentários, esqueléticos e moles. De acordo com a maioria dos autores, deve existir uma deficiência de comprimento da arcada não inferior a 5-7 mm para efetuar este procedimento. A análise do modelo de estudo deve ser efectuada para determinar a discrepância do comprimento da arcada. Deve ser efectuada a análise de Carey na arcada inferior e a análise do perímetro da arcada superior. A análise da dentição mista ajuda a determinar o espaço necessário para os dentes vestibulares em erupção. O estado de erupção da dentição é avaliado a partir de um G.O.P. A avaliação do tecido esquelético deve envolver um exame cefalométrico abrangente para estudar a relação esquelética subjacente. A extração em série produz os melhores resultados num padrão esquelético de Classe I. A presença de um padrão esquelético de Classe II ou de Classe III é uma contraindicação para o procedimento de extração em série. A avaliação dos tecidos moles através de exame clínico e de cefalogramas ajuda diagnóstico. A extração em série é geralmente realizada em pacientes que exibem um padrão harmonioso de tecido mole[2].

PLANEAMENTO DO TRATAMENTO SELECÇÃO DE DENTES PARA EXTRACÇÃO:

1. **Canino primário:** As quatro cúspides decíduas são extraídas de modo a um espaço ótimo para o alinhamento dos dentes e evitar a mordida cruzada lingual dos interiores.

2. **1º molar primário:** os primeiros molares primários são extraídos para a erupção ininterrupta dos primeiros pré-molares. Mas neste processo, o ritmo e a melhoria do apinhamento são desacelerados.

3. **Erupção do 1º pré-molar:** Quando o canino permanente superior está a erupcionar, é aconselhável remover os primeiros pré-molares, pois é o passo essencial da extração em série. Em seguida, deve ser verificado novamente se os dentes estão sãos e saudáveis o

suficiente para continuar o processo e aliviar o apinhamento para justificar a extração dos primeiros pré-molares.

4. A enucleação dos botões caninos permanentes permite uma translação distal máxima, que não é necessária nalguns casos, porque faz sobressair o queixo.[31]

PROCEDIMENTO:

a) Método de Dewel

b) Método de Tweed

c) Método Nance

d) Método de Grewe

e) Método de Moyer

Método de Dewel:

Dewel propôs um procedimento de extração em série em três etapas.
Etapa 1: Os caninos decíduos são extraídos para criar espaço para o alinhamento incisivos. Esta etapa é efectuada aos 8-9 anos de idade.

Passo 2: Um ano mais tarde, os primeiros molares decíduos são extraídos para acelerar a erupção dos primeiros pré-molares.

Etapa 3: Nesta etapa, é feita a extração dos primeiros pré-molares em erupção para permitir a erupção dos caninos permanentes no seu lugar.

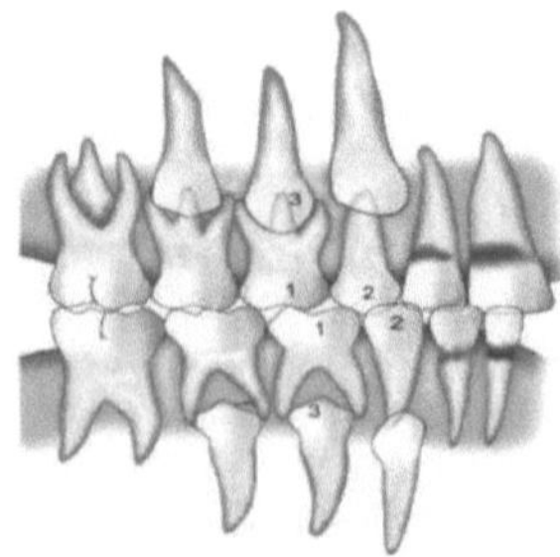

Fig.41: Método de extração em série de Dewel

Em alguns casos, segue-se uma técnica de Dewel modificada, em que os primeiros pré-molares são enucleados no momento da extração dos primeiros molares decíduos. Isto é frequentemente necessário na arcada mandibular, onde os caninos frequentemente irrompem antes dos primeiros pré-molares.

O método de Tweed:

Este método envolve a extração dos primeiros molares decíduos por volta dos 8 anos de idade. Segue-se a extração dos primeiros pré-molares e dos caninos decíduos em simultâneo.

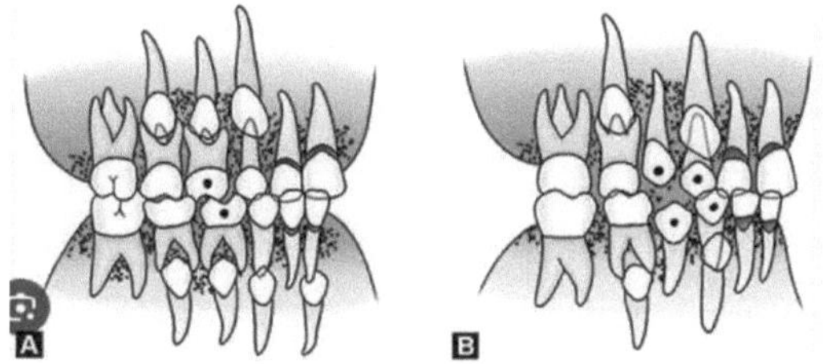

Fig.42: Método de extração em série de Tweed.

A) Etapa 1- extração do primeiro molar decíduo

B) Segunda etapa - extração dos caninos decíduos e do primeiro pré-molar.

O método de Nance:

Esta técnica é semelhante à de Tweed e consiste na extração dos primeiros molares decíduos seguida da extração dos primeiros pré-molares e dos caninos decíduos[2,31].

Método de Grewe:

Baseia-se no planeamento da sequência de extração para diferentes condições clínicas.

Método de Moyer:

A região dos incisivos centrais é propensa a apinhamentos. Neste caso, o método de Moyer.

Passo 1: Todos os incisivos laterais primários devem ser extraídos para evitar o desalinhamento dos incisivos centrais.

Etapa 2: Depois de 7-8 meses, todos os caninos primários são extraídos para permitir a acomodação dos incisivos centrais.

Etapa 3: Esta etapa inclui a extração de todos os primeiros molares primários, o que acelera ainda mais erupção dos primeiros bicúspides.

Passo 4: Neste último passo, todos os primeiros pré-molares são removidos após 7-8 meses para que a erupção rápida e ininterrupta dos caninos possa ocorrer [30,31].

INTERCEPÇÃO DAS ANOMALIAS DO ESQUELETO

As más oclusões esqueléticas são causadas por anomalias na maxila ou na mandíbula. Os defeitos podem ser de tamanho, posição ou relação entre os maxilares. As más oclusões esqueléticas também podem ocorrer nos três planos do espaço, nomeadamente nos planos sagital, vertical e transversal. No plano sagital, a colocação do maxilar para a frente é designada por prognatismo, enquanto o retrognatismo se refere a uma colocação do maxilar mais para trás. As más oclusões esqueléticas no plano transversal resultam normalmente de um estreitamento ou alargamento dos maxilares. Estas más oclusões transversais são normalmente designadas por mordidas cruzadas. No plano vertical, variações anormais nas medidas verticais dos maxilares podem afetar a altura facial inferior. Edward Angle introduziu um sistema de classificação da má oclusão no ano de 1899. A classificação de Angle baseava-se na relação mesio-distal dos dentes, das arcadas dentárias e dos maxilares. Com base na relação entre o primeiro molar permanente inferior e o primeiro molar permanente superior, classificou as más oclusões em três classes principais - I, II e III.

a) Má oclusão de Classe I de Angle

Caracteriza-se pela presença de uma relação molar inter-arcos normal. A cúspide mesio-bucal do primeiro molar permanente superior oclui no sulco vestibular do primeiro molar permanente inferior. Pode ser uma discrepância dentro das arcadas ou na relação transversal ou vertical entre as arcadas.

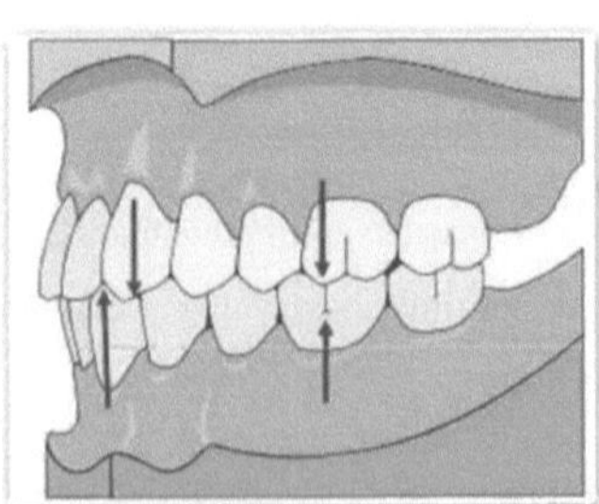

Fig.43: Má oclusão de Classe I de Angle

Outra má oclusão que é mais frequentemente categorizada na Classe I é a protrusão bimaxilar, em que o doente apresenta uma relação molar normal de classe I, mas a dentição das arcadas superior e inferior está colocada para a frente em relação ao perfil facial.

b) Má oclusão de Classe II de Angle

A cúspide disto-bucal do primeiro molar permanente superior oclui no sulco vestibular do primeiro molar permanente inferior.

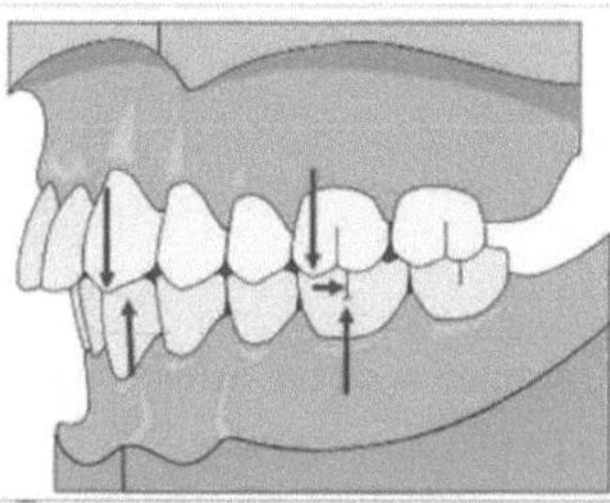

Fig.44: Má oclusão de Classe II de Angle

Subdivide-se ainda em duas divisões:

Classe II, divisão 1: é caracterizada por incisivos superiores proclinados com um consequente aumento da sobressaliência. Uma sobremordida profunda dos incisivos pode ocorrer na região anterior. Existe também a presença de atividade mental hiperactiva e o lábio superior é normalmente hipotónico, curto e não forma um selo labial.

Classe II, divisão 2: a caraterística clássica desta má oclusão é a presença de incisivos centrais superiores inclinados para a língua e de incisivos laterais superiores inclinados para a boca, sobrepondo-se aos incisivos centrais.

Classe II, subdivisão: Quando existe uma relação molar de classe II num lado e uma relação de classe I no outro lado, esta é referida como Classe II, subdivisão.

Interceção da má oclusão de Classe II

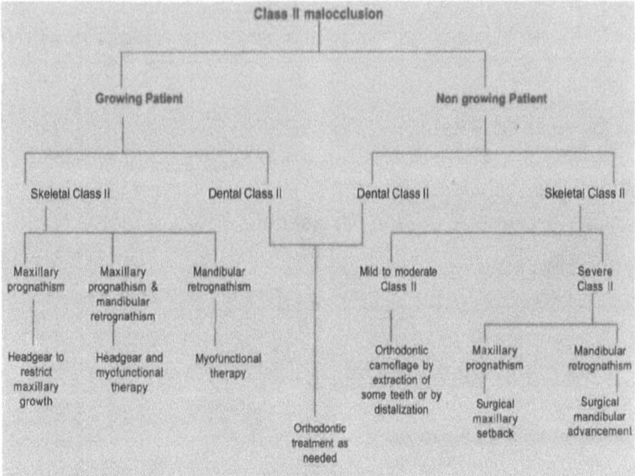

Fig.45: Tratamento da má oclusão de Classe II

c) Má oclusão de Classe III de Angle

A cúspide mesio-bucal do primeiro molar permanente superior ocluindo no espaço interdentário entre o primeiro e o segundo molar inferior.

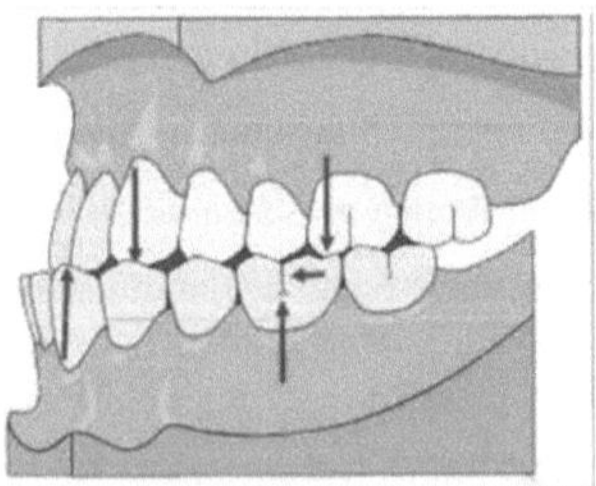

Fig.46: Má oclusão de Classe III de Angle

É ainda classificada em verdadeira Classe III e pseudo Classe III.

Verdadeira Classe III: É de origem genética e ocorre devido a:

- Mandíbula excessivamente grande
- Mandíbula colocada para a frente
- Maxila mais pequena do que o normal

- Maxila retroposicionada
- Combinação das causas anteriores

Pseudo Classe III: É produzida por um movimento para a frente da mandíbula durante o fecho do maxilar, pelo que também é designada por má oclusão de classe III "postural" ou "habitual".[2]

O reconhecimento precoce do desenvolvimento de más oclusões e o potencial para procedimentos de tratamento ortodôntico sem complicações podem minimizar ou eliminar futuros tratamentos dispendiosos. ortodontia interceptiva é um procedimento para restaurar uma oclusão normal quando uma má oclusão começa a desenvolver-se.

Os factores genéticos e ambientais podem contribuir para o desenvolvimento da má oclusão e podem estender-se por vários anos, tornando difícil a determinação de factores causais específicos. As más oclusões não constituem perigo de vida, mas são importantes questões de saúde pública, uma vez que a maioria pode ser prevenida ou interceptada.[1]

Interceção de más oclusões de classe III

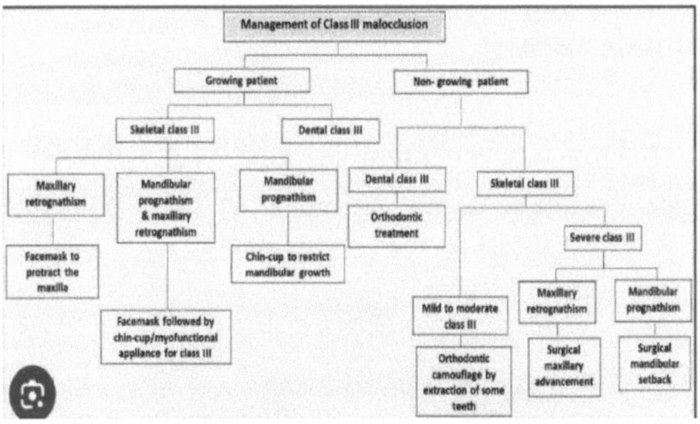

Fig.47: Tratamento da má oclusão de Classe III

A mentoneira ajuda a melhorar a relação da base maxilomandibular em doentes em crescimento com má oclusão de Classe III, mas com pouco efeito esquelético. A mentoneira tem utilizada há quase um século para o controlo da protrusão mandibular em doentes em crescimento. A razão de ser da mentoneira é aplicar pressão na articulação temporomandibular para inibir ou redirecionar o crescimento do côndilo.[11]

Recentemente, surgiram novas estratégias para o tratamento das más oclusões de classe III, como os dispositivos de ancoragem óssea para o tratamento intercetivo das más oclusões esqueléticas de classe III.[24]

EXERCÍCIOS MUSCULARES

O desenvolvimento normal da oclusão depende da natureza dos músculos face. Se a musculatura oromaxilofacial estivesse num estado de equilíbrio, desenvolver-se-ia uma boa oclusão e, se algum dos grupos musculares estivesse aberrante, resultaria numa má oclusão de uma forma ou de outra. Os exercícios musculares permitem ao médico colocar essas funções musculares aberrantes em funcionamento normal, para criar uma saúde e uma função normais, uma vez que são elementos importantes no auxílio ao crescimento e desenvolvimento de uma oclusão normal.

Utilizações:

1. Para orientar o desenvolvimento da oclusão.
2. Para permitir padrões de crescimento óptimos.
3. Para proporcionar retenção e estabilidade em casos de ortodontia pós-corretiva (mecânica).[3]

Exercício para o músculo masseter

Um exercício para fortalecer o músculo masseter envolve o cerrar dos dentes pelo doente enquanto conta até dez. Pede-se ao doente que repita este exercício durante um determinado período de tempo.

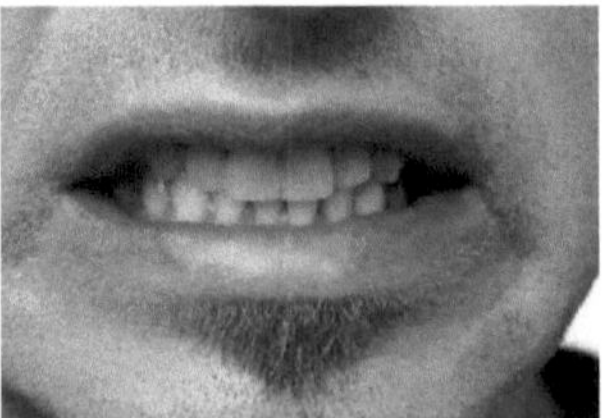

Fig.48: Exercício para o músculo masseter

Exercício para os lábios (músculos circum-orais)

• O alongamento do lábio superior para manter a vedação labial é uma medida terapêutica importante em doentes com lábios curtos e hipotónicos. Para ajudar no alongamento, pede-se ao doente que segure um pedaço de papel entre os lábios.

• Pode pedir-se ao doente que estique o lábio superior no sentido descendente, em direção ao queixo.

• Segurar e bombear a água para trás e para a frente por detrás dos lábios.

• **Exercício de puxar o botão:** Pega-se num botão de 1 $^{1/2}$ polegada de diâmetro e passa-se um fio pela casa do botão. Pede-se ao doente que coloque o botão atrás dos lábios e puxe o fio, impedindo-o de ser puxado para fora através da pressão dos lábios.

• **Exercício de cabo de guerra:** Este exercício envolve a utilização de dois botões, com um colocado atrás dos lábios enquanto o outro botão é segurado por outra pessoa para puxar o fio.

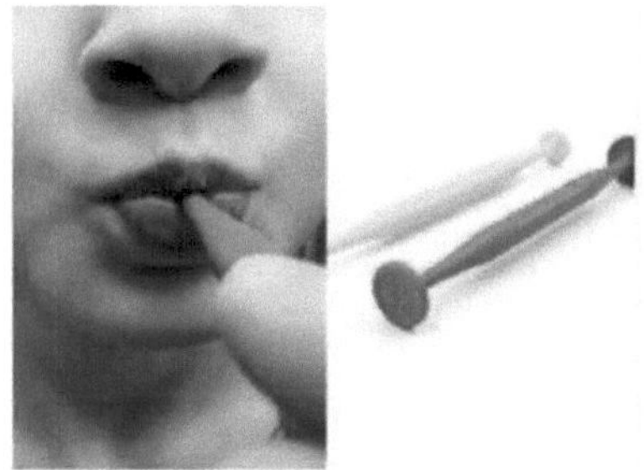

Fig.49: Exercício de puxar o botão

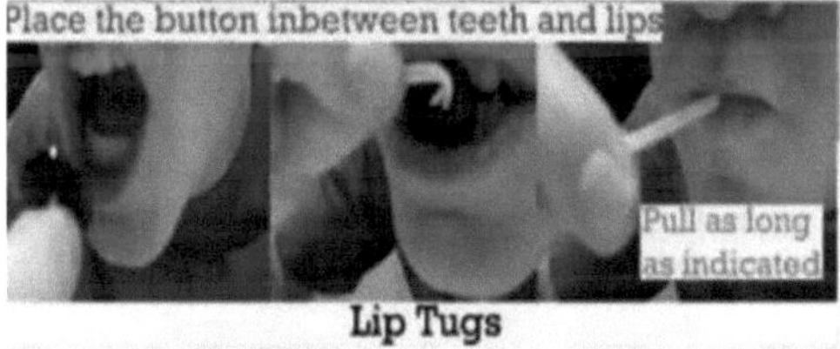

Fig.50: Exercício de cabo de guerra

Exercícios da língua:

São efectuados exercícios com a língua para corrigir quaisquer padrões aberrantes de deglutição da língua.

• Um **elástico para** engolir - Coloca-se um elástico ortodôntico, normalmente de 5/16 de polegada, na ponta da língua e pede-se ao doente que o levante até à zona das rugas e engula.

• São utilizados **dois elásticos de deglutição** de 5/16 polegadas e um é colocado no lábio enquanto o outro é colocado no dorso da língua na linha média e pede-se para engolir.

• **Exercício de preensão da língua** - Utiliza-se um elástico de 5/16 polegadas e pede-se ao doente que o coloque num ponto designado durante um determinado período de tempo com os lábios fechados. Pede-se ao doente que engula com o elástico na posição designada e com os lábios afastados.

• **Exercício de segurar e puxar** - A ponta da língua é colocada em contacto com o palato na linha média e a mandíbula é gradualmente aberta. Isto permite o alongamento do frénulo para aliviar um ligeiro travão de língua.[2]

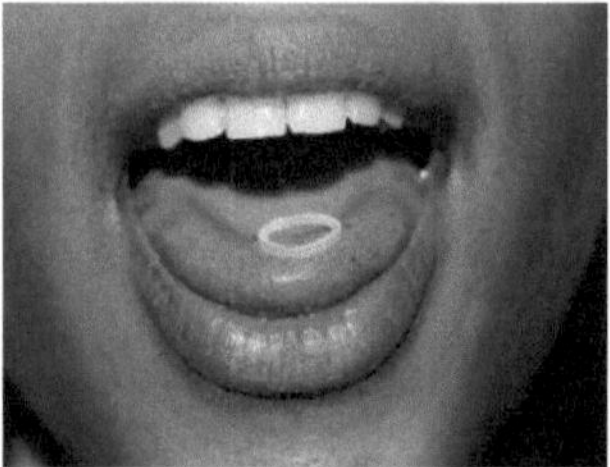

Fig.51: Exercício de um trago elástico

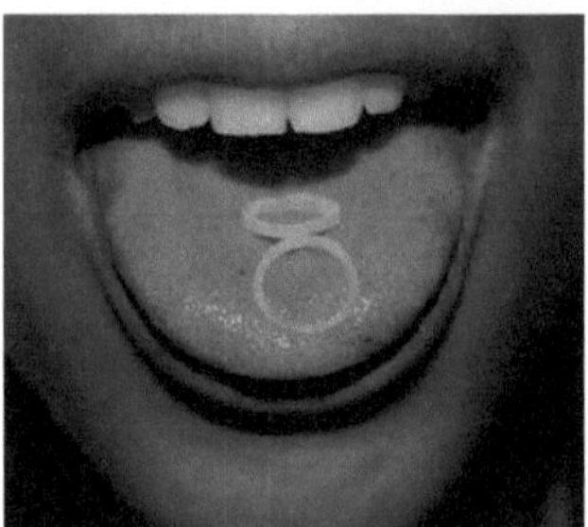

Fig.52: Exercício de engolir dois elásticos

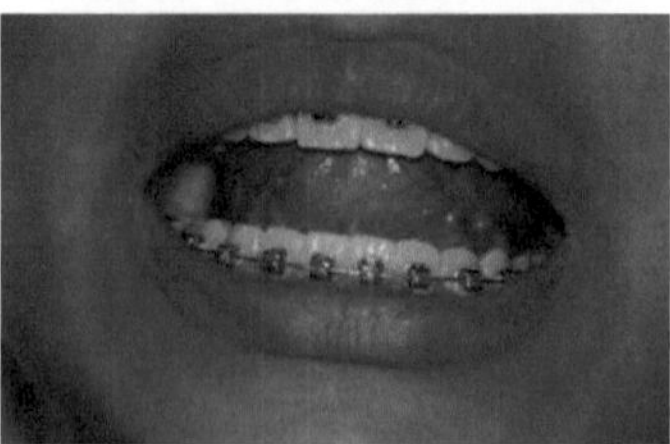

Fig.53: Exercício de tração da língua

Exercícios dos músculos pterigóides:

No caso de casos de disto-oclusão, pede-se ao paciente que projecte a mandíbula o possível e depois a retraia. Repetir os exercícios até que os músculos se sintam cansados. A capacidade de manter a mandíbula na posição correta melhora gradualmente.

Limitações dos exercícios musculares:

- Não se sabe se os exercícios alteram drasticamente qualquer padrão de crescimento ósseo.
- Não substituem o tratamento ortodôntico corretivo.
- A adesão dos doentes é extremamente importante.
- Se não for feito corretamente, pode ser contraproducente.[3]

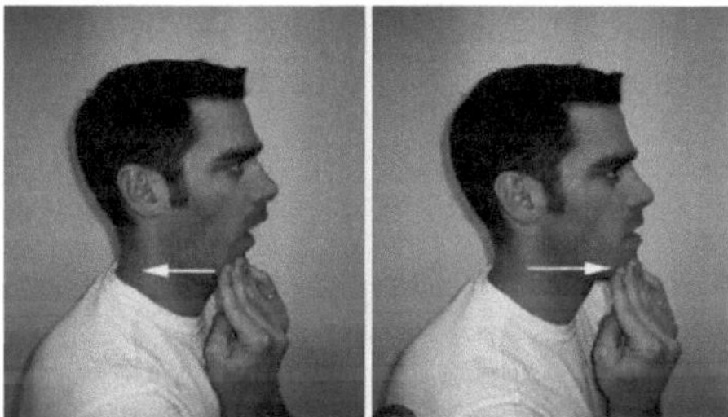

Fig.54: Exercício para os músculos pterigóides

REMOÇÃO DE TECIDOS MOLES E BARREIRAS ÓSSEAS

Sempre que um dente permanente não erupciona na altura certa, a sua erupção pode ser estimulada através da exposição cirúrgica da coroa. O procedimento cirúrgico envolve a excisão do tecido mole e a remoção de qualquer osso subjacente à coroa dos dentes não irrompidos. A extensão da remoção do tecido deve ser tal que o maior diâmetro da coroa do dente fique exposto. Por outras palavras, a abertura criada cirurgicamente no tecido é ligeiramente maior do que a maior dimensão do dente. A ferida cirúrgica é tratada com um penso de cimento durante um período de duas semanas.[2] Isto também pode ser efectuado através da utilização de laser. Os lasers permitem que os clínicos prestem cuidados óptimos. A utilização de lasers para qualquer procedimento em tecidos moles reduz a dor pós-operatória, a infeção e o desconforto, com a vantagem adicional de uma hemorragia mínima e de uma cicatrização mais rápida em comparação com o bisturi.[37]

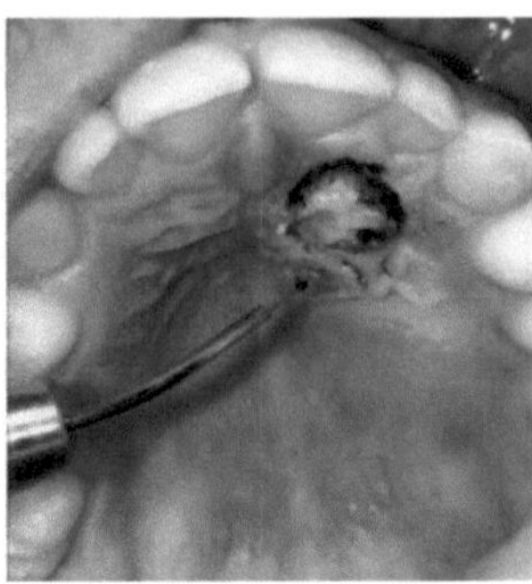

Fig.55: Exposição cirúrgica do dente por laser

ortodontia preventiva e interceptiva tem como objetivo prevenir ou aliviar os problemas oclusais que podem ocorrer durante a transição da dentição decídua para a permanente. O resultado do tratamento intercetivo é muito favorável, tanto em termos de melhoria da condição atual como na redução da necessidade de tratamento posterior. O diagnóstico precoce minimiza a necessidade de tratamento e previne as complicações associadas. As contra-indicações do tratamento precoce incluem alterações que não podem ser mantidas por uma oclusão estável, por exemplo, crescimento desfavorável dos tecidos moles/esqueléticos e hábitos persistentes. A ortodontia interceptiva precisa de ser alterada da "abordagem de saúde" para a "abordagem de saúde pública". Isto incluirá mais investigação ortodôntica, divulgação aos clínicos, ao público, aos decisores políticos, especialmente aos economistas da saúde, para avaliar os custos do tratamento e a necessidade de formar mais ortodontistas para esta transição. A mordida cruzada anterior localizada deve ser tratada precocemente, pois os incisivos superiores podem ser desgastados pelos incisivos inferiores e o trauma oclusal pode comprometer o suporte periodontal dos incisivos. A mordida cruzada também pode causar deslocamento mandibular; isso pode levar a um padrão de crescimento indesejável, compensação dentária levando a um verdadeiro prognatismo e/ou assimetria no futuro e padrões funcionais potencialmente prejudiciais. Com a ajuda de um aparelho removível superior com mola em Z, as mordidas cruzadas unilaterais podem ser corrigidas. Há muito tempo que se sabe que os hábitos de sucção do dígito ou da chupeta influenciam as caraterísticas oclusais e dentárias. Warren e Bishara (2002) verificaram que algumas alterações nos perímetros das arcadas dentárias e nas caraterísticas oclusais persistiam muito tempo após a descontinuação dos hábitos de chupeta ou dígito. Os hábitos parafuncionais que afetam negativamente a oclusão habitual dos incisivos permanentes devem ser descontinuados antes da erupção completa dos incisivos permanentes, para que a má oclusão possa ser corrigida naturalmente e a necessidade de tratamento posterior seja reduzida. O melhor mantenedor de espaço é um dente decíduo bem conservado. No entanto, quando esses mantenedores de espaço naturais são perdidos, é importante implementar estratégias adequadas de gerenciamento de espaço que possam manter a saúde funcional e estética da criança. Existem poucas evidências de que os mantenedores e recuperadores de espaço sejam eficazes na manutenção do comprimento da arcada e na prevenção de apinhamentos ligeiros a moderados à custa da proclinação dos incisivos inferiores em crianças durante a dentição mista. Uma compreensão completa do crescimento e desenvolvimento orofacial e da dinâmica do sistema estomatognático é essencial para o sucesso dos procedimentos de extração em série. A extração em série requer tempo, paciência, implementação adequada de conhecimentos e competências clínicas para um diagnóstico preciso e, mais importante ainda, acompanhamento. Para além deste comprimento deficiente da arcada, deve ser considerado o grau de apinhamento e a saúde dos restantes tecidos duros e moles . O objetivo desta técnica é intercetar o desenvolvimento da má oclusão e prevenir outras más oclusões no período inicial da dentição mista. Embora este procedimento não elimine a necessidade de tratamento ortodôntico extensivo, pode encurtar o período de tratamento.

REFERÊNCIAS

1. Karaiskos N, Wiltshire WA, Odlum O, Brothwell D, Hassard TH. Necessidades de tratamento ortodôntico preventivo e intercetivo de um grupo de crianças canadianas de 6 e 9 anos de idade de uma cidade do interior. J Can Dent Assoc. 2005 Oct 1;71(9):649a-d.

2. Bhalajhi SI. Livro-texto de Ortodontia, a Arte e a Ciência. 6th ed.

3. Nazarayn RS, Khmiz TG, Kuzina VV. Livro-texto de Ortodontia Preventiva e Interceptiva.

4. Wagner M, Berg R. Extração em série ou extração de pré-molares na dentição permanente? Comparação da duração e do resultado do tratamento ortodôntico: Comparação da Duração e do Resultado do Tratamento Ortodôntico. J Orofac Orthop/ Fortschritte der Kieferorthopädie. 2000 May;61:207-16.

5. Al Nimri K, Richardson A. Ortodontia interceptiva no mundo real da odontologia comunitária. Int J Paediatr Dent. 2000 Jun;10(2):99-108.

6. Lavigne GJ, CDC F. Conhecimentos actuais sobre bruxismo em vigília e durante o sono: visão geral. Alpha Omegan. 2003 Jul;96(2):24-32.

7. Binder RE. Correção de mordidas cruzadas posteriores: diagnóstico e tratamento. Pediatr Dent. 2004 maio 1;26(3):266-72.

8. Yassaei S, Rafieian M, Ghafari R. Abnormal oral habits in the children of war veterans. J Clin Pediatr Dent. 2005 Apr 1;29(3):189-92.

9. Peiró AC. Ortodontia interceptativa: A necessidade de diagnóstico e tratamento precoce das mordidas cruzadas posteriores. Medicina oral, patologia oral e cirurgia bucal. Ed. inglesa. 2006;11(2):E210-4.

10. Kjellgren B. Extração em série como procedimento corretivo na terapia ortopédica dentária. Eur J Orthod. 2007 Abr 1;29(suppl_1):i37-50.

11. Abdelnaby YL, Nassar EA. Efeitos da mentoneira utilizando duas magnitudes de força diferentes tratamento das más oclusões de Classe III. Angle Orthod. 2010 Sep 1;80(5):957-62.

12. O'Shaughnessy KW, Koroluk LD, Phillips C, Kennedy DB. Eficiência da extração em série e casos de extração de pré-molares tardios tratados com aparelhos fixos. Am J Orthod Dentofacial Orthop. 2011 Abr 1;139(4):510-6.

13. Borrie F, Bearn D. Correção precoce das mordidas cruzadas anteriores: uma revisão sistemática. J Orthod. 2011 Sep;38(3):175-84.

14. Nallanchakrava S. Complexidade na sua forma mais simples através da ortodontia interceptiva. Int J Contemp Dent. 2011;2(1):93-6.

15. Dos Santos RR, Nayme JG, Garbin AJ, Saliba N, Garbin CA, Moimaz SA. Prevalência de má oclusão e hábitos bucais relacionados em crianças de 5 a 6 anos de idade. Oral Health Prev Dent. 2012 Jan 1;10(4):311-8.
16. Shahraki N, Yassaei S, Moghadam MG. Hábitos orais anómalos: A review. J Dent Oral Hyg. 2012 May 31;4(2):12-5.
17. Petrén S, Bjerklin K, -Åke Marké L, Bondemark L. Correção precoce da mordida cruzada posterior - uma análise de custo-minimização. Eur J Orthod. 2013 Feb 1;35(1):14-21.
18. de Menezes LM, Ritter DE, Locks A. Combinando técnicas tradicionais para corrigir mordida aberta anterior e mordida cruzada posterior. Am J Orthod Dentofacial Orthop. 2013 Mar 1;143(3):412-20.
19. Agostino P, Ugolini A, Signori A, Silvestrini-Biavati A, Harrison JE, Riley P. Tratamento ortodôntico para mordidas cruzadas posteriores. Cochrane Database Syst Rev. 2014(8):1-59.
20. Shah AF, Batra M, Sudeep CB, Gupta M, Kumar R. Oral habits and their implications (Hábitos orais e suas implicações). Ann Med. 2014;1(04):179-8
21. Tarvade SM, Ramkrishna S. Hábito de empurrar a língua: A review. Int J Contemp Dent Med Rev. 2015;2015:1-5.
22. Wiedel AP, Norlund A, Petrén S, Bondemark L. Uma análise de minimização de custos da correção precoce da mordida cruzada anterior - um ensaio aleatório controlado. Eur J Orthod. 2016 Apr 1;38(2):140-5.
23. Sasigornwong U, Samnieng P, Puwanun S, Piyapattamin T, Tansalarak R, Nunthayanon K, Satrawaha S. Prevalência de hábitos orais anormais e sua relação com a má oclusão em pacientes dentários da parte inferior do norte da Tailândia. M Dent J. 2016;36:113-22.
24. Rodriguez de Guzman-Barrera J, Saez Martinez C, Boronat-Catalá M, Montiel-Companhia JM, Paredes-Gallardo V, Gandía-Franco JL, Almerich-Silla JM, Bellot-Arcis C. Eficácia do tratamento intercetivo das más oclusões de classe III com ancoragem esquelética: uma revisão sistemática e meta-análise. PLoS One. 2017 Mar 22;12(3):1-15.
25. Almasoud NN. Extração de caninos primários para tratamento ortodôntico intercetivo de caninos permanentes deslocados palatalmente: Uma revisão sistemática. Angle Orthod. 2017 Nov 1;87(6):878-85.
26. Jaai R, Jasmin W. Recuperadores de espaço - uma revisão. Jornal Europeu de Ciências Biomédicas e Farmacêuticas. 2018;5(7):212-7.
27. Artese F. Um olhar mais alargado sobre a Ortodontia Interceptiva: O que é que podemos oferecer? Dental Press J Orthod. 2019 Nov 11;24:7-8.
28. Edith M. Ortodontia Interceptiva: Uma Síntese da Metodologia Clínica versus Saúde

Pública. J Dent Oral Health. 2019;6(202):1-5
29. Elangovan B, Sathyanarayana HP, Padmanabhan S. Eficácia de vários tratamentos interceptivos em caninos com deslocação palatina - uma revisão sistemática. Int Orthod. 2019 Dec 1;17(4):634-42.
30. Muhamad AH, Watted N. Extração em série em ortodontia. Int J Appl Dent Sci. 2019;5(3):370-8.
31. Pradhan S, Mohanty S, Acharya S, Bhuyan S, Shukla M. Extração em série: A Review. Indian J Forensic Med Toxicol. 2020 Oct 1;14(4):8902-5.
32. Khayat NA, Shpack N, Emodi Perelman A, Friedman-Rubin P, Yaghmour R, Winocur E. Associação entre mordida cruzada posterior e/ou mordida profunda e desordens temporomandibulares em adolescentes palestinianos: Uma comparação entre sexos. CRANIO. 2021 Jan 2;39(1):29-34.
33. Chhabra M, Prashar A, Jain N. Interceptive Orthodontics-A Short Review (Ortodontia Interceptiva - Uma Breve Revisão). Eur J Mol Clin Med. 2022 março 23;9(8):2281-5
34. Khalaf K, Mustafa A, Wazzan M, Omar M, Estaitia M, El-Kishawi M. Eficácia clínica dos mantenedores e recuperadores de espaço na dentição mista: Uma revisão sistemática. Saudi Dent J. 2022 Feb 1;34(2):75-86.
35. Enteghad S, Golfeshan F, Sardarian A, Navaei H. Uma comparação das alterações da arcada dentária inferior utilizando dois tipos de recuperadores de espaço: Um aparelho removível com um parafuso de distalização e um aparelho fixo de banda dupla. Int J Dent. 2022 Abr 16;2022:1-10.
36. Sinniah SD, Venkiteswaran A, Zakaria NN. Desenvolvimento e validação de um novo instrumento de triagem para priorizar o encaminhamento ortodôntico da má oclusão em desenvolvimento em crianças: O índice de encaminhamento para ortodontia interceptiva. Korean J Orthod. 2023 Mar 1;53(2):116-24.
37. Ahmed F, Pathak AK, Banerjee S, Jainer R, Nishad VS, Prasad US. Exposição a laser e tração ortodôntica de um incisivo central maxilar impactado. Jornal de Investigação e Revisão Oral. 2023 Jul 1;15(2):149-52.
38. Wang Z, Feng J, Wang Q, Yang Y, Xiao J. Análise da correlação entre má oclusão, maus hábitos orais e a taxa de cárie em adolescentes. Pediatria Translacional. 2021 Dec;10(12):3291-300.
39. Zhao Z, Zheng L, Huang X, Li C, Liu J, Hu Y. Efeitos da respiração bucal no desenvolvimento do esqueleto facial em crianças: uma revisão sistemática e meta-análise. BMC Saúde Oral. 2021 Dec;21:1-4.
40. Sari SA, Gokalp HA, Aras SA. Correção da mordida cruzada dentária anterior com

compósito como plano inclinado. Int J Paediatr Dent. 2001 Sep;11(3):201-8.
41. Ge Y, Liu J, Guo X, Han J. Um estudo de acompanhamento do tratamento intercetivo precoce de mordidas cruzadas anteriores primárias. Eur J Orthod. 2011 Oct 1;33(5):551-7.
42. Bošnjak A, VUĈIĆEVIĆ-BORAS VA, Miletić I, BOŽIĆ D, Vukelja M. Incidência de hábitos orais em crianças com dentição mista. J Oral Rehabil. 2002 Sep;29(9):902-5.
43. King GJ, Brudvik P. Effectiveness of interceptive orthodontic treatment in reducing malocclusions (Eficácia do tratamento ortodôntico intercetivo na redução das más oclusões). Am J Orthod Dentofac Orthop. 2010 Jan 1;137(1):18-25.
44. Marwah N. Textbook of pediatric dentistry. 4th ed. Capítulo 30: Hábitos orais: 344- 57.
45. Tandon S. Livro-texto de pedodontia. 2nd ed. Capítulo 39: Hábitos orais comuns em crianças e seu tratamento: 492-526.
46. Proffit WR, Fields HW. Textbook of Contemporary(Livro-texto de contemporânea). 3rd ed, 445-47.
47. Haskell BS, Mink JR. Uma ajuda para parar a sucção do polegar: o aparelho "Bluegrass". Academia Americana de Odontopediatria. 1991 Mar 1;13(2):83-5.
48. Neha P, Sukhdeep S, Dhirja G. Reframing the behavior and Breaking the Thumb Sucking, Tongue Thrusting Habit numa criança de 6 anos: Um relato de caso. Ann Rom Soc Cell Biol. 2021 Jun 3;25(6):7561-9.
49. Jain A, Bhaskar DJ, Gupta D, Yadav P, Dalai DR, Jhingala V, Garg Y, Kalra M. Mouth breathing: A menace to developing dentition. J Contemp Dent. 2014 Sep 1;4(3):145-51.

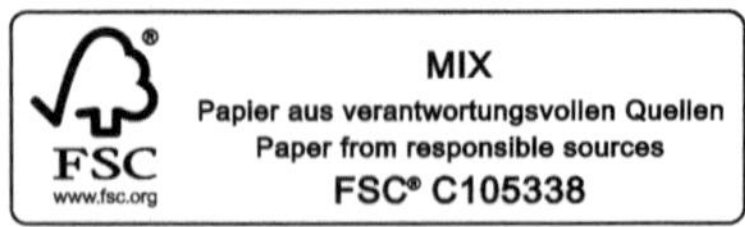

Printed by Books on Demand GmbH, Norderstedt / Germany